全球健康研究与实践

主　编／周　欢

副主编／任晓晖　周峻民

编　委（排名不分先后）

周　欢（四川大学）	赵亚玲（西安交通大学）
任晓晖（四川大学）	杨　洋（四川大学）
岳　琳（四川大学）	周晓媛（四川大学）
赵　莉（四川大学）	周峻民（四川大学）

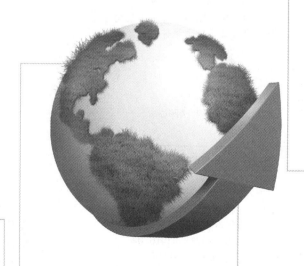

四川大学出版社

项目策划：许　奕
责任编辑：张　澄
责任校对：王　锋
封面设计：墨创文化
责任印制：王　炜

图书在版编目（CIP）数据

全球健康研究与实践 / 周欢主编 . — 成都 ：四川
大学出版社，2020.8
　　ISBN 978-7-5690-3843-9

　　Ⅰ . ①全… Ⅱ . ①周… Ⅲ . ①健康－研究－世界
Ⅳ . ① R161

中国版本图书馆 CIP 数据核字（2020）第 171746 号

书名　全球健康研究与实践

主　　编	周　欢
出　　版	四川大学出版社
地　　址	成都市一环路南一段 24 号（610065）
发　　行	四川大学出版社
书　　号	ISBN 978-7-5690-3843-9
印前制作	四川胜翔数码印务设计有限公司
印　　刷	成都金龙印务有限责任公司
成品尺寸	185mm×260mm
印　　张	9.875
字　　数	241 千字
版　　次	2020 年 9 月第 1 版
印　　次	2020 年 9 月第 1 次印刷
定　　价	39.00 元

四川大学出版社
微信公众号

前　　言

随着社会经济的发展，国际交往日益频繁，全球化正对人类健康产生深远影响。气候变化、老龄化、人类活动方式的改变等造成的全球公共卫生事件，给全球公共健康带来了严重威胁与挑战。全球健康作为一个新领域，注重跨部门、跨学科地共同关注和参与全球重大健康问题，近年来日益受到关注。

本书旨在培养医学专业的研究生树立全球健康的国际视野，掌握开展全球健康实践的基本方法与技能。全书围绕全球健康这一主题，系统阐述了全球健康的概念、具体内容及研究方法。针对全球健康的演变与疾病负担、全球健康的社会决定因素、全球健康体系、全球健康治理、全球健康研究、全球公共卫生安全与应急救援等相关内容，本书从历史发展、现状、方法学介绍和实践案例分析等方面展开叙述。

本书的使用对象以医学专业研究生为主，也可作为医疗卫生、国际关系等相关领域的在职人员了解全球健康的参考用书。

在编写过程中，全体编委通力合作，付出了辛勤的劳动和宝贵时间，其内容是大家学术思想、实践经验和研究成果的升华，在此一并表示感谢。由于编者水平和时间有限，书中不足之处在所难免，恳请各位专家和读者不吝指正。

周　欢

2020 年 02 月 20 日

目　录

第一章　概　论

【本章提要】

　　近年来，随着国际交往的日益频繁，全球化正对人类健康产生深远影响，这也催生了全球健康相关学科的产生和发展。

　　本章首先介绍全球健康的概念，解析全球健康、公共卫生和国际卫生的区别与联系。在总结国内外研究的基础上，本章介绍了全球健康的发展历程、相关学科及研究方法，概述了中国的"一带一路"建设，并分析其对全球健康的影响。本章同时讨论了全球健康面临的挑战和工作重点。

第一节　全球健康概述

一、全球健康的概念

（一）全球健康的定义

　　全球健康这一概念最早出现在 20 世纪 40 年代的一篇关于热带病和外国输入性疾病的文章里。研究者普遍认为全球健康源于公共卫生（Public Health）和国际卫生（International Health），而国际卫生又源于卫生和热带医学。20 世纪 90 年代，全球健康作为一门学科，开始在医疗卫生界引起广泛关注。

　　全球健康的思想源于在国际医疗机构工作的人员、从事公共卫生、国际卫生教学及科研工作的专家学者。同时，一些国际组织如世界卫生组织（World Health Organization，WHO）、各国参与国际合作项目的政府机构和医疗卫生服务机构等也意识到全球健康的研究十分重要。美国医学研究所（Institute of Medicine）认为，全球健康是指跨越国家界限、需要多个国家合作解决的健康问题和议题。全球健康教育联盟（Global Health Education Consortium）将全球健康定义为一个与卫生实践、政策和系统密切相关的专业。全球健康强调国家之间的差异，而不是它们的共同点。

　　Jeffrey Koplan 及其同事提出：全球健康是指促进世界范围内所有人健康公平性的学术、研究和实践的领域。全球健康强调跨越国界和地域的健康问题、决定因素及其解决途径。全球健康促进了多学科的合作。全球健康以提高不同国家和不同人群的健康公平性为主要目标，基于人群预防和个体临床保健。

国内学者将全球健康定义为：全球健康是致力于改善全人类的健康水平，实现全球人人公平享有健康的一个兼具研究和实践的新兴交叉领域。其关注的是具有全球意义的健康问题及其决定因素、解决方案，需要在地区、国家和全球层面超越国界和政府，动员并协调各方面力量，采取有效行动予以应对。其特点是融合人群为基础的预防医学和个体为对象的临床医学，综合运用医学领域各学科的理论与方法，以及非医学领域的政治、外交、社会、经济等多学科的研究方法和实践经验，倡导跨学科的参与和合作。

全球健康的研究内容包括全球人群健康状况、疾病负担、健康社会决定因素、全球健康策略、全球健康治理议题与模式等。全球健康的主要任务是解决受跨文化（cross-cultures）、跨国界（cross-nations）、跨地域（cross-regions）因素影响的健康和疾病问题，以及在全球范围内普遍流行或对全球有重大影响的疾病问题，如获得性免疫缺陷综合征（acquired immunodeficiency syndrome，AIDS）、严重急性呼吸综合征（severe acute respiratory syndrome，SARS）、埃博拉出血热、登革热等的全球流行。全球健康问题还包括与现代生活方式密切相关的问题（如烟草控制、肥胖、营养过度、移民健康、心理卫生等）、与健康水平不断改善、期望寿命不断增长有关的老年健康问题。

（二）全球健康的特征

全球健康的特征主要有六个方面：多学科、参与主体多元化、跨国界合作、跨部门合作、以全人群健康为目标、关注全球性健康问题及其决定因素。其中多学科特征是全球健康的核心特征。

1. 多学科

由于政治、社会和经济等社会环境因素也是导致不良健康的重要因素，因此全球健康整合了生物医学领域以外的方法，即除了生物医学外，全球健康汲取了经济学、社会学、政治学、外交学、环境科学、人类学、法学（国际法学）、政策学、管理学及伦理学等学科的方法。

2. 参与主体多元化

全球健康强调多行为体共同参与，重视非国家行为体的参与。以非政府组织、基金会及公司伙伴关系为代表的非国家行为体越来越多地参与全球健康问题的解决。参与主体的多元化是由全球健康所关注的问题的复杂性和多样性决定的。

3. 跨国界合作

全球健康更关注跨越国界、全球性的健康问题，而不是单个国家或地区的健康问题。跨国界合作需要两个以上国家或地区的参与，通过国际合作和全球行动，应对全球健康问题。

4. 跨部门合作

全球健康是一个交叉学科，包括医学、社会学、法学、经济学等学科，全球健康的影响因素涉及多个部门，包括经济、政治、教育、文化、环境等部门，超越单个卫生部门和单纯生物医学范畴。因此需要跨学科、跨部门合作，共同参与，运用多种方法和技能，推进全球健康。

5. 以全人群健康为目标

全球健康的目标是通过消除全人群可避免的疾病、失能和死亡，改善全人群的健康水平，其核心是改善低收入人群、脆弱人群、高危人群、边缘人群的健康公平性。

6. 关注全球性健康问题及其决定因素

重点关注全球性的健康问题，以及社会决定因素对全人群健康的影响与应对措施。全球性的健康问题包括重大传染性疾病的防控、气候变化对健康的影响、不良健康行为（烟草和酒精滥用）的改善等。

（三）全球健康、国际卫生与公共卫生的区别与联系

全球健康源于公共卫生和国际卫生，而国际卫生又源于卫生和热带医学。

现代意义上的公共卫生出现于 19 世纪中期，是社会改革运动和生物医学（特别是传染病的起因和管理）发展的结果。1920 年，美国公共卫生领袖人物、耶鲁大学公共卫生教授 Charles-Edward A. Winslow 提出："公共卫生是通过有组织的社区努力来预防疾病、延长寿命、促进健康和提高效益的科学与艺术。这些努力包括改善环境卫生，控制传染病，教育人们注意个人卫生，组织医护人员提供疾病早期诊断和预防性治疗的服务，同时建立社会机制来保证每个人都能达到足以保持健康的生活标准。"2003 年我国提出："公共卫生就是组织社会共同努力，改善环境卫生条件，预防控制传染病和其他疾病流行，培养良好卫生习惯和文明生活方式，提供医疗服务，达到预防疾病、促进人民身体健康的目的。"

国际卫生的研究范围包括传染病和热带病、水和卫生、营养不良及妇幼保健。Merson 等认为国际卫生是"应用公共卫生的原则，运用全球和当地的力量，解决影响中、低收入国家或地区的问题"。国际卫生更多涉及健康实践、卫生政策和卫生系统，更加强调国家或地区之间的差异。

全球健康则更多关注超越国界的、影响健康的问题和全球性健康决定因素，强调运用医学与卫生科学以外的多学科方法，注重卫生部门以外的多部门合作，倡导全球性的共同行为，旨在促进健康和实现全球健康。全球健康在公共卫生的基础上，相比国际卫生，更加关注伴随全球化而出现的全球性的健康问题。在行为主体上，国际卫生主体主要为国家，而全球健康中非国家主体的作用更加凸显。

全球健康、公共卫生和国际卫生三者具有以下共同特点：优先以人群为基础，重视预防；关注贫困、脆弱和服务利用不足的人群；采用多学科和跨学科方法；强调健康作为公共物品的重要性及系统和结构的重要性；有诸多利益集团的参与。

Jeffrey koplan 等从地理范围、合作层次、服务对象、健康宗旨及学科范畴等方面对三个术语进行了比较（表 1-1）。

表 1-1　全球健康、公共卫生和国际卫生的比较

内容	全球健康	公共卫生	国际卫生
地理范围	跨国界的、直接或间接影响健康的问题	某国或特定社区的人群健康问题	强调各国的健康问题，特别是中、低收入国家
合作层次	制订和实施解决方案，需要全球合作	制订和实施解决方案，通常不需要全球合作	制订和实施解决方案，通常需要两国合作
服务对象	群体预防和个体临床护理	主要是群体预防	群体预防和个体临床护理
健康宗旨	国家之间和所有人群的健康公平	国家内部或社区的健康公平	帮助其他国家人群
学科范畴	强调跨学科和多学科，包括健康科学内部和以外学科	鼓励应用多学科方法，特别是健康科学内部和社会科学领域	包括几个学科，但不强调多学科合作

二、全球健康的发展概况

（一）全球化、城镇化与全球健康

1. 全球化与全球健康

全球健康作为国际卫生领域中一个崭新且独特的研究方向，致力于研究全球各地都存在的共同问题，包括城市化与健康、传染病、食品安全及全球化对健康造成的影响等。

在公共卫生领域，全球化也不是一个新的概念。一千多年前，很多传染性疾病（如天花）就随着欧洲和亚洲之间的海上和陆地贸易，在中国、印度和地中海等地进行了传播。除传染病之外，历史上慢性非传染性疾病也受到了全球化的影响。早期前往美洲探索的欧洲人将烟草带回了欧洲，造成了与吸烟相关的多种慢性病的流行。

近年来，疾病尤其是传染性疾病的传播越来越频繁。现代交通工具的发达造成传染性疾病能够在短短几个小时内通过飞机等交通方式从全球的任何一个地方传到其他地方。全球化将人类紧密联系在一起，世界上任何一个地方的小问题都能迅速转变为全球问题。

全球化和健康发展过程中遇到的新问题不仅局限于传染病的暴发，还包括耐药性的出现、非传染性疾病的流行、营养相关健康问题、进口商品（如涂有含铅涂料的玩具、受微生物和化学物污染的食品）的安全性、和平与冲突、生物威胁、全球气候变化及其他一系列的问题。这些全球范围内存在的问题与每个人的健康息息相关，需要全球做好应对准备。同时，科学技术的发展与经济全球化是推动全球健康发展的重要动力。医学科学技术的发展，提供了新技术、新方法，能更有效地应对全球健康方面的挑战；通信媒体的传播，提供了便利、快捷的方式，帮助了解世界范围内的健康信息和问题；交通运输的进步，也"缩短"了各国家、各地区之间的距离，促进了健康信息的交流、防疫援助等。正如我们所知，经济全球化的目的是优化资源配置、提高经济发展效率，而全

球健康也正是一类旨在探讨全球范围内如何优化配置有限的卫生资源、为人类健康服务的研究。

2. 城镇化与全球健康

1800 年，城市人口仅占世界人口的 2%。但近两百年来，经济全球化使各国城市化的发展呈现出前所未有的规模和速度。总体来说，在全球范围内城镇居民拥有比农村居民更好的医疗卫生资源与服务。城镇居民拥有更干净的饮水，更可靠的交通条件（交通条件对于卫生可及性有重要影响），更优秀的医疗卫生服务提供者，更优越的医疗卫生技术，更稳定的电能（电力对食品的保存及卫生资源的配置有重要作用），更方便的通信技术（通信技术有利于人群接收健康信息和突发预警等），更优质的孕期保健和分娩生产条件。然而，并不是所有的城市居民都能享受到城市化带来的好处，一些无发展计划或发展相对较慢的城镇，居民仍然面临卫生设施不齐全、工业废弃物的潜在暴露等问题。

每天，全球范围内有大量的人从农村前往城镇，以期获得更好的工作、更高的收入、更多的机会及更大的便利（如出行便利或医疗便利）。这样的城镇化过程不仅影响了城镇居民，同时也影响了农村居民。例如，在丈夫前往城市打工的时候，妻子往往留在农村，从事农业生产和操持家务；而夫妻双方都前往城市工作的时候，他们往往将子女留给老人照看，这对三代人的影响都是巨大的。

总的来说，城镇化对全球健康的影响主要表现在：①城镇化导致城市人口密度增加，这为传染病流行提供了有利条件；②研究表明，城镇化与烟草使用、不健康饮食、缺乏体力活动和酒精滥用等不健康生活方式密切相关，可导致城市慢性非传染性疾病发病率上升；③城镇化导致暴力、道路交通事故、犯罪等各种伤害的发生率增加。

（二）全球健康治理

1. 全球健康治理的内涵

全球健康治理是一个综合性的兼容系统。它面临的问题不仅来自公共卫生领域，全球健康治理还会受到来自贸易、金融、外交和安全及不断融入的新领域的影响。Rosenau 对全球健康治理有这样的描述："这不是一大堆杂乱无章的行动，而是一个系统；不是一个单一的系统，而是一个综合的系统；不是一堆静态的、不变的活动安排，而是一个综合的、不断适应变化的系统。"David Fidler 则对全球健康治理进行了更加简洁的定义，即"国家、跨国组织和非国家行为体利用正式和非正式的机构、规则和过程应对健康挑战，它需要跨国合作"。这些定义揭示了全球健康治理的目的及策略。

目前，比较公认的全球健康治理的界定是，全球健康治理是政府、非政府组织和跨国组织之间，对全球健康问题进行管理的多种方式的总和。这是一个持续的过程，包括对冲突和各种利益之间的协调及采取各种合作活动。它既包括具有约束力并能有效实施的国际规则，也包括人民和机构相互达成一致或认为符合其利益的非正式安排。

2. 全球健康治理的发展历程

迄今为止，人类为了更有效地应对疾病挑战，经历了国家卫生治理、国际卫生治理和全球健康治理三个发展阶段。

国家卫生治理阶段从人类农耕文明时代至 18 世纪末。这一阶段中人类面对传染病的肆虐往往无能为力。但随着人类对疾病认识的加深，相关部门开始实施海港检疫措施、设置国内公共卫生机构、建立公共卫生制度及建设公共卫生设施，国内公共卫生问题得到了有效的解决。

国际卫生治理阶段从 19 世纪初至 20 世纪 80 年代。农耕时代因人员和货物流动有限，传染病的传播往往被限制在一定的范围内，故对其的防控相对简单。而从 19 世纪开始，随着国际贸易和国际航运的日益发展，传染病得以迅速传播。而后的医学发展使人们对传染病的了解越来越多，且更加清楚地认识到国际合作对于控制各种传染病暴发的必要性。这一时期又可分为三个阶段：国际卫生合作的开端、早期国际卫生治理、现代多边健康合作。

全球健康治理阶段从 20 世纪 90 年代起，延续至今。前期的国际卫生合作体制已不适应疾病全球化的发展。新型全球性、传染性疾病的出现，发展中国家对疾病负面影响的认识，疾病信息透明度的提高，致力于改善发展中国家社会经济状况的非政府组织数量的不断增多及国际制度的改善等，促使健康治理活动的重心逐渐转移至全面促进全球公共健康的合作方面，全球健康合作也得以快速蓬勃的发展。

三、全球健康的相关学科

多学科特征是全球健康的核心特征。除生物医学外，全球健康汲取了外交学、社会学、管理学、经济学、国际政治学、环境科学和人类学等学科的理论和方法。

相互渗透和相互交叉是一门新兴学科的重要特征。基于改变全球健康的社会决定因素和政治决定因素的出发点，全球健康必然超越单个卫生部门和单纯卫生技术范畴。全球健康与全球学、外交学、社会学、国际政治学等多学科存在必然联系。

1. 全球健康与全球学

全球学是一门伴随着全球化产生的新兴学科，是一门吸收了政治学、社会学、哲学等学科的理论和方法的综合性学科，全球学以全球问题为研究对象。全球健康在全球学的基础上，结合公共卫生和国际卫生发展而来。全球学主要解释全球问题的本质、趋势，探究全球化对人和环境的影响及应对策略。全球健康则在全球化背景下，聚焦全球健康问题、全球健康决定因素，探究全球化对人类健康的影响及解决途径。

2. 全球健康与外交学

外交学是研究主权国家外交政策的制定和外交行为的实施及其规律的学科。其主要研究对象是国家对外行使主权的外交行为和国家实施对外政策的外交实践经验。随着全球化进程不断加快和经济全球化的发展，世界各国在各领域的相互依存日益加深。一些公共卫生问题日益严重，健康决定因素也日益呈现全球化态势，全球健康治理随之兴起，健康有关议题也逐渐进入外交政策领域，世界各国唯有积极开展卫生外交，促进多边合作，通过政策倡导、外交谈判与协商，达成共识，协调各方面的参与者共同行动，才能维护人类健康。全球健康外交成为现代政治外交发展与公共卫生全球化的结合点，卫生政策的制定在全球化的趋势下，势必要开创新的行为模式。

3. 全球健康与社会学

社会学以社会事实、社会现象、社会行为为研究主体，通过实证调查和批判分析，以寻求或改善社会福利为目标，探寻社会发展的进程与规律，是一门利用经验和批判分析来研究人类社会结果的学科。其研究范围包括微观层级的社会行动与人际互动、宏观层级的社会系统或结构。社会学与医学、健康相关的领域渗透交叉，衍生出一些新兴学科，如社会医学、医学社会学、社区医学等。全球健康与社会学都以全球、人类为研究对象，以全球性为价值尺度，关注全球化产生的新问题及探寻应对的理论与对策。社会学更关注全球变化的社会性，而全球健康更关注全球化背景下社会因素和政治因素对健康的影响。了解社会因素对人体健康的影响，尽可能地减少社会因素导致的"社会病"对社会经济发展和人们生活的影响，是全球健康近年来较为关注的内容，而这一内容的相关研究需要依托社会学的理论框架和研究方法。

4. 全球健康与国际政治学

国际政治学研究世界上的多种行为体在国际层面上发生的政治关系。全球健康与国际政治学密切关联，二者都坚持以全球化的视野和框架，审视和分析全球化带来的新的社会现实，将人类、全球视为一个个体，强调世界的整体性、社会生活的全球性。同时，全球健康的发展和实践需要国际政治学的支持和指引。

5. 其他

全球健康还与经济学、管理学、人类学、法学、环境科学、行为科学等学科有着密切联系。在全球健康领域充分利用公共管理学、卫生管理学等学科的理论和方法，有利于完善全球健康的组织管理，探索更有效的合作模式。

四、全球健康的主要研究方法

对全球健康进行研究，了解全球主要的健康问题及其决定因素，制订合理可行的解决方案，需要多学科的合作。全球健康方法学不仅包括传统的医学科学领域的常用方法，还包括社会学、人类学、政治经济学、人口学等社会科学的方法学。

一般来说，全球健康研究中的常用方法有疾病负担研究方法、定量和定性研究方法。在全球化背景下，由于经济和卫生资源水平的不同，不同国家和地区面临着不同的卫生问题。同时，全球健康研究需要根据不同的社会文化环境，实施跨国界的疾病治疗和干预措施。因此，从全球健康的视角看，疾病负担研究有着重要的意义。具体的方法学介绍见第二章第三节的"疾病负担的测量方法"。

定性研究（qualitative research）是一种广泛采用的研究社会现象的科学研究方法，是一个通过发掘问题、理解事件现象、分析人类的行为与观点及回答提问来获取大量资料的过程。在全球化的背景下，由于不同的社会和文化环境的相互作用，人类的疾病谱发生了变化。同时，跨国界的疾病治疗和干预需要根据不同的社会文化环境来实施和推广。因此，定性研究方法十分重要。

定量研究（quantitative research）与定性研究不同，是指确定事物某方面量的规定性的科学研究，定量研究将问题与现象用数量表示，进而去分析、考证、解释，从而获得有意义的结论。它是社会科学领域的一种基本研究范式，也是全球健康研究中的重要方法之一。在全球健康研究中，常用的观察性研究方法包括横断面研究、生态学研究、病例对照研究和队列研究。

此外，近年来在全球健康中常用的方法还有实施科学（implementation science）的方法，它区别于传统医学研究方法学，目的是增加干预服务转化的速度、保真度、效率和促进干预的大规模实施。常用的方法包括效应评估，经济学评价，质量促进分析，利益相关者分析，政策分析，社会营销、传播与实施研究等。具体方法见第九章"全球健康研究"。

第二节　"一带一路"与全球健康

建设"丝绸之路经济带"和"21世纪海上丝绸之路"（以下简称"一带一路"），对我国开创全方位对外开放新格局，推进中华民族伟大复兴进程，促进世界和平发展具有重大意义。近年来，我国与"一带一路"沿线国家在卫生领域开展了一系列务实合作。随着"一带一路"倡议的实施及卫生对外交流合作的推进，沿线各国在产业合作和服务贸易方面的合作将不断深入，这为我国健康产业发展与转型提供了良好机遇。2015年，原国家卫生和计划生育委员会制定了《国家卫生计生委关于推进"一带一路"卫生交流合作三年实施方案（2015—2017）》（以下简称《方案》），以促进健康发展和维护健康安全。2017年，中国主办了"一带一路"国际合作高峰论坛，以打造一个更加开放和高效的国际合作平台。"一带一路"的重点合作领域及健康相关成果如下：

一、"一带一路"的重点合作领域

医疗卫生作为社会发展水平的重要指标之一，是各国政府重点关注的民生问题。卫生交流合作以改善人民健康福祉为宗旨，是"一带一路"倡议中社会认同度高的合作领域。随着"一带一路"建设不断推进，人员交流往来日益频繁，我国同沿线国家传染性疾病暴发与传播等风险不断升高。强化我国与沿线国家的卫生交流合作，提高联合应对突发公共卫生事件的能力，将为维护我国同沿线国家卫生安全和社会稳定提供有力支撑。《方案》对卫生相关重点合作领域总结如下：

（一）合作机制建设

加强与"一带一路"沿线国家卫生领域高层互访，推动与沿线国家，特别是周边国家，签署卫生合作协议。逐步形成"一带一路"建设框架下集政府间政策合作、机构间技术交流和健康产业展会为一体的系列卫生合作论坛。在"丝绸之路经济带"方向，举办"丝绸之路卫生合作论坛"、"中国—中东欧国家卫生部长论坛"和"中阿卫生合作论坛"；在"21世纪海上丝绸之路"方向，举办"中国—东盟卫生合作论坛"。

（二）传染病防控

逐步建立与周边及沿线国家的常见和突发急性传染病信息沟通机制，强化与周边国家的传染病跨境联防联控机制。重点加强与大湄公河次区域国家在艾滋病、疟疾、登革热、鼠疫、禽流感、流感和结核病等防控方面的合作，加强与中亚国家在包虫病、鼠疫等人畜共患病防控方面的合作，与西亚国家开展脊髓灰质炎消除等方面的合作，建立重大传染病疫情通报制度和卫生应急处置协调机制，提高传染病防控快速响应能力。加强传染病防治技术交流合作。

（三）能力建设与人才培养

加强与沿线国家卫生领域专业人才培养合作，帮助沿线国家提高公共卫生管理和疾病防控能力。依托新疆、广西、云南、黑龙江、内蒙古和福建等省（区）建立高层次医疗卫生人才培养基地，继续开展多种形式、长短期结合的进修和培训项目，实施中国—东盟公共卫生人才培养百人计划。建设中国—中东欧国家医院和公共卫生机构合作网络和中俄医科大学联盟，鼓励学术机构、医学院校及民间团体开展教学、科研和人员交流活动。三年实现与沿线国家卫生人才交流和培养 1000 人次。

（四）卫生应急和紧急医疗援助

积极推进与沿线国家在卫生应急领域的交流合作，提高与周边及沿线国家合作处理突发公共卫生事件的能力，开展联合卫生应急演练。建立短期医疗援助和应急医疗救助处置协调机制，根据有关国家的实际需求，派遣短期医疗和卫生防疫队伍，为沿线国家提供紧急医疗援助，并提供力所能及的防护和救治物资。

（五）传统医药

巩固并拓展与沿线国家在传统医药领域的合作，积极推动中医药"走出去"。根据沿线各国传统医药及民族医药特点，开展有针对性的中医药医疗、教育、科研及产业等领域合作。通过政府引导与市场运作相结合的模式，积极扶植和鼓励中医药企业"走出去"，拓展国外中药市场。积极推动传统医药相关标准的联合开发与制定，推进传统医药国际认证认可体系建设，提升传统中医药的竞争力和影响力。

（六）卫生体制和政策

推动建立与沿线国家卫生体制和政策交流的长效合作机制，增进与沿线国家在全民健康覆盖、医药卫生体制改革、卫生法制建设、卫生执法和监督、健康促进、人口与发展、家庭发展和人口老龄化等方面的相互了解和交流，促进中国卫生发展理念的传播，鼓励与沿线国家学术机构和专家开展卫生政策研究和交流活动，分享中国在卫生政策制定和卫生体制改革中的经验。

（七）卫生发展援助

在充分调研沿线国家卫生需求的基础上，向部分欠发达国家或地区提供多种形式的卫生援助，派遣中国政府医疗队，可以长短期相结合的方式，先从接壤的国家做起，逐步向沿线国家扩展。派遣医疗卫生人员与公共卫生专家开展技术援助。援建医疗卫生基础设施，捐助药品和物资。开展多种形式的培训项目以及开展"光明行"等短期义诊活动。

（八）健康产业发展

发挥政府的宏观调控和引导作用，鼓励有条件的地区发展医疗旅游和养生保健服务，推动医疗服务与周边国家医疗保险的有效衔接，与周边国家建立跨境远程医疗服务网络，实现优质医疗资源共享。努力推动我国药品和医疗器械产品"走出去"，加大对产品的宣传推介，扶持有实力的医药企业境外投资设厂，鼓励在双边协商的基础上减少贸易壁垒，创新贸易和投资方式，推动健康产业发展。

二、"一带一路"的健康相关成果

自 2013 年以来，无论是"丝绸之路经济带"方向举办的"丝绸之路卫生合作论坛"、"中国－中东欧国家卫生部长论坛"和"中阿卫生合作论坛"，还是"21 世纪海上丝绸之路"方向举办的"中国—东盟卫生合作论坛"等，都结出了丰硕成果。

《方案》实施以来，我国已在传染病防控、能力建设与人才培养、卫生应急和紧急医疗援助、传统医药等八大重点领域与"一带一路"沿线国家开展 38 项重点项目。截至 2017 年 2 月，已完结 25 项，8 项滚动项目继续实施，5 项正按计划稳步推进。一套集政府间政策合作、机构间技术交流和健康产业展会为一体的上下联动立体卫生合作新机制，已逐步建立。

2012－2014 年，中国对西非埃博拉出血热疫情采取了有效的应对措施。埃博拉病毒感染了 28600 多人，造成 11 000 多人死亡，为此，中国开展了大规模的海外卫生紧急救助。在世界卫生组织宣布埃博拉为国际公共紧急卫生事件（Public Health Emergency of International Concern，PHEIC）几天后，中国派遣了一支由医生、公共卫生专家和军事医务人员组成的约 1200 人的卫生应急救援工作队前往西非。另外，中国在塞拉利昂开设了一个拥有 100 张病床的治疗单位，并建立了三个现场示范点。中国医疗卫生工作者为当地人民提供免费治疗，将家庭疾病控制方面的经验应用于埃博拉，开展了基于社区的逐户筛查、接触者追踪、社区动员和健康教育的疾病监测，并通过深入的管理和培训实现了零感染。2015—2016 年，我国先后派出多支眼科医疗队赴柬埔寨、缅甸、老挝、斯里兰卡、马尔代夫等国开展"光明行"活动，累计为 5200 余名白内障患者实施免费复明手术；广东省开展"送医上岛"活动，派遣短期医疗队赴斐济、汤加、密克罗尼西亚联邦、瓦努阿图等太平洋岛国开展"光明行"等义诊、巡诊活动；常年通过开展妇幼健康工程、口腔义诊等活动，帮助相关沿线国家提升妇幼健康保障能力。

中国的卫生发展援助特别用于发展基础设施并向非洲和亚洲提供医疗用品。中国的"一带一路"倡议、埃博拉应对行动、卫生发展援助以及新的投资基金是相辅相成的，而且相互补充，形成了独特的全球参与，对促进全球健康产生了巨大影响。

全国各大高校相继成立的全球健康研究所（院），为帮助实现包括"一带一路"倡议在内的关键国家发展计划，促进卫生领域的国际合作，改善国家内部和国家之间基于证据的标准和解决方案提供支持。更多合作伙伴的加入，有助于研究和解决新出现的公共卫生问题、沿线国家之间的政策和环境问题，以及行为和健康结果之间的复杂关系问题。

我国还在推进"一带一路"卫生交流合作中，真诚分享卫生政策制定和卫生体制改革中的经验，推动建立与沿线国家卫生体制和政策交流的长效合作机制，增进与沿线国家在全民健康覆盖、医药卫生体制改革、卫生法制建设、卫生执法和监督、健康促进、人口与发展、家庭发展和人口老龄化等方面的相互了解和交流。这不仅仅是中国卫生发展理念的传播，更是旨在从顶层设计和可持续发展视角，助推沿线健康事业整体发展。

我国还着力加强与沿线国家卫生领域专业人才培养合作。比如，依托新疆、广西、云南、黑龙江、内蒙古和福建等省（区）建立高层次医疗卫生人才培养基地，我国持续为沿线国家开展多种形式、长短期结合的进修和培训项目。此外，我国还积极投入建设中国—中东欧国家医院、公共卫生机构合作网络和中俄医科大学联盟，鼓励学术机构、医学院校及民间团体开展教学、科研和人员交流活动。

第三节　全球健康面临的挑战与应对

一、人口结构和医学模式的转变

1. 人口结构转变

随着经济的发展、科学技术的进步、卫生保健服务的改善、人们生活水平的提高及思想观念的转变，越来越多的人注重优生优育，出生率开始下降，死亡率也控制在比较低的水平。另外由于社会竞争力越来越大，也有一部分人不想生育。联合国基于《世界发展指标》数据，对1990—2015年5岁以下儿童死亡率进行分析发现，全世界在提高儿童存活率方面取得了显著成效，1990—2013年，5岁以下儿童的死亡人数从1300万降至600万。

2. 人口老龄化

当一个国家或地区60岁以上老年人口数占人口总数的10%，或65岁以上老年人口数占人口总数的7%，即意味着这个国家或地区的人口处于老龄化阶段。据2018年世界卫生组织报告，到2050年，预计全世界60岁以上人口将达到20亿，与2015年相比，60岁以上的人口比例从12%增加至22%；2018年，全世界80岁以上的人口达1.25亿，到2050年，中国80岁以上人口将近1.2亿。据估计，2050年中、低等收入国家的老年人口数将占总人口数的 80%。

《中国老龄化与健康国家评估报告》指出，中国的老龄化进程正在加速发展，而生育率和儿童死亡率下降是导致这一问题的主要原因。1950—2015 年，中国每名妇女生育子女数从 6.11 下降至 1.66，总死亡率也从每万名人口 22.2 下降至 7.2。人均期望寿命从 44.6 岁上升至 75.3 岁。另外，UN DESA 数据显示，2050 年，中国人的平均期望寿命将可能达到 80 岁左右。

随着老龄化进程的加速，老年人面临的健康问题越来越严重，很多问题都与慢性病相关。老年人面临的公共卫生问题也更加凸显，尤其是老年人的卫生服务需求与卫生服务资源分配不均衡之间的矛盾升级，养老问题进一步凸显，空巢老人及老年人的心理健康问题也不容忽视。这些是全世界都面临的难题和挑战，所以将基本医疗模式转变为以老年人的需求为核心的综合关爱模式非常必要。

世界卫生组织提出的目标是实现健康老龄化，所谓健康老龄化是指发展和维护老年健康生活所需的功能。为满足老年人的卫生保健服务需求，世界卫生组织建议：①建立以老年人为中心的、整合性的卫生保健服务，并使之容易获取；②卫生系统应致力于改善老年人的内在能力；③保证医疗卫生人员的充分培训和可持续性。

3. 医学模式的转变

随着人口模式的改变和社会经济的发展，人们的健康需求也日益多样化，健康需求已不仅仅满足于疾病的防治，而是要求提高生活质量和生命质量。学科的发展、交叉融合及医学的社会化，使人们的关注点不仅仅局限于生理健康，人们开始将视角延伸聚焦于社会和心理领域。疾病谱和死因谱也在发生着转变，人们不仅关注生物因素导致的健康问题，人们开始将自身置身于社会这个大环境中，将疾病与社会环境、生活行为方式、心理因素及社会经济条件等进行联系。这就需要相关部门将卫生保健服务的形式进行转变，由治疗服务扩大至预防服务、由生理服务扩大至心理服务、由院内服务扩大至院外服务、由技术服务扩大至社会服务，这样才能不断满足多样化的健康需求，从而推动医学模式的转变。

二、疾病负担

疾病的变迁与社会经济发展，人们的生活环境、行为生活方式紧密相连。经济发展程度不同，人们面临的健康问题也不尽相同，发达国家和地区面临的压力主要以慢性非传染性疾病为主，而中低收入国家和地区可能同时面临传染病和慢性非传染性疾病的双重压力和挑战。

2018 年，世界卫生组织报道，非传染性疾病每年导致 4100 万人死亡，占全世界总死亡人数的 70% 以上，其中 30~69 岁中的死亡人数达 1500 万，其中 85% 以上都在低收入和中等收入国家和地区。另外，下呼吸道感染导致 300 万人死亡；结核病死亡人数虽然有所减少，但仍然是导致死亡的十大原因之一；腹泻导致的死亡人数有所下降，但在低收入国家，仍然是导致死亡的主要原因。2000—2016 年，导致全球人口死亡的最主要原因是慢性非传染性疾病。在低收入国家和地区，一半以上死亡的主要是传染性疾病所致，如下呼吸道感染和腹泻病。中等收入及发达国家和地区的主要死因是慢性非传染性疾病，如缺血性心脏病和中风。2016 年全球 5690 万例死亡人数中，1520 万例病例由缺血性心脏病和中风造成，300 万死亡病例由慢性阻塞性肺疾病造成，肺癌、气管癌和支气管癌导致 170 万人死亡。导致慢性非传染性疾病风险增加的主要原因是烟草使用、缺乏身体活动及不健康饮食等。2016 年全球前十位死亡原因见图 1-1。

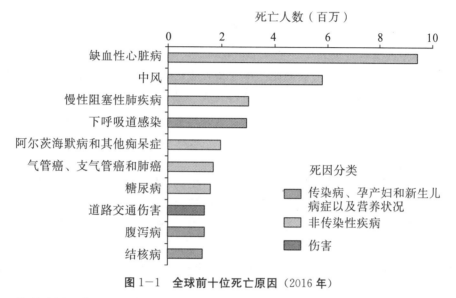

图 1-1 全球前十位死亡原因（2016 年）

资料来源：世界卫生组织. 前十位死亡原因 ［R/OL］. https：// www. who. int/zh/news-room/fact-sheets/detail/the-top-10-causes-of-death.

新发传染病（emerging infectious diseases，EIDs）是指一种新的病原体开始影响人群或已经存在的病原体所导致的疾病种类改变。广义上的新发传染病包括新发现、新出现和重新出现或流行的传染病。

首先，人群对于新出现的病原体的抵抗力比较弱，这有助于该病原体的扩散，从而使其发病率增加，这可能会带来比较严重的后果。其次，由于突变或病原体的环境发生改变，其传播途径可能发生一定的变化，预防和控制具有一定的挑战性。一些已经得到有效控制的疾病可能会卷土重来，即复发感染。自然和社会环境的变化及抗生素的滥用，为新发传染病的发生和流行提供了条件。新发传染病造成的损失是不可估量的，目前新发传染病的防控仍然存在着很多困难：①对于病原体的了解不够，很难对新发传染病做出及时应对；②隐性感染者的大量存在，使得疫情控制比较困难；③医疗卫生系统和其他部门缺乏有效的合作；④国际交流和合作的进一步加深，传染病的防控面临着严峻的挑战。

三、全球公共卫生问题

1. 食品安全与营养

2019 年，世界卫生组织报道，每年世界上近十分之一的人（约 6 亿人）因为食用受污染的食物而生病，而 42 万人因为食用受污染的食品而死亡，其中 40％发生于 5 岁以下儿童，食源性疾病每年可导致 12.5 万名儿童死亡。

经济全球化带来的贸易全球化，食品的全球营销和消费，打破了固有的饮食习惯和饮食结构。近几十年来，食品的国际市场不断扩大。据世界卫生组织报告，每年的食品贸易额为 1.6 万亿美元，约占全球贸易总额的 10%，食品贸易额的增加带来饮食结构的变化，如快餐使用频率增加、碳酸饮料和含糖饮料购买量增加、饮食习惯转变。饮食结构的变化及营养转型使得人们发生肥胖的可能性进一步增加。

2. 生物恐怖主义与健康

生物恐怖主义指故意释放病原体、化学物质或其他能导致人、动物或植物生病甚至死亡的物质。生物恐怖主义可导致疾病流行，人、动物、农作物大量感染，甚至死亡，造成较严重的人员、经济损失，或引起社会恐慌。生物制剂大多是生物有机体，人体缺乏特有的防御系统，而且一旦人感染致病生物，往往很难被检测和识别，并且短时间内很难对症下药，这有可能造成错过最佳治疗时间。生物恐怖袭击主要是利用细菌、病毒和生物毒素等对人、农作物和牲畜等实施攻击。生物恐怖袭击所用的生物制剂会对环境造成较严重的污染，而且很难将其彻底消除，可造成巨大的损失。

世界正面临多重健康挑战。为了应对多重健康威胁，2018 年世界卫生组织启动了新的五年战略规划。该规划侧重于三个"十亿"目标：力争到 2023 年，全民健康覆盖受益人口新增 10 亿人；面对突发卫生事件受到更好保护的人口新增 10 亿人；享有更好健康和幸福的人口新增 10 亿人。

（周欢）

【阅读材料】

原国家卫生和计划生育委员会于 2015 年发布《关于推进"一带一路"卫生交流合作三年实施方案（2015—2017）》，取得了初步成效。请同学们课后阅读相关材料。

【参考资料】

[1] Kickbusch I. The need for a European strategy on global health [J]. Scand J Public Health, 2006, 34 (6)：561−565.

[2] Koplan J P, Bond T C, Merson M H, et al. Towards a common definition of global health [J]. Lancet, 2009, 373 (9679)：1993−1995.

[3] Merson MH, Black RE, Mills A. International public health：diseases, programs, systems, and policies [M] 2nd ed. Sudbury MA：Jonesand Bartlett Publishers, 2006.

[4] 世界卫生组织. 当选总干事陈冯富珍博士在世界卫生大会第一届特别会议上的讲话 [EB/OL]. (2006−11−09). https：//www. who. int/dg/speeches/2006/wha/zh/.

[5] 张彩霞，毛宗福. 全球健康学科中的几个基本问题 [J]. 中华疾病控制杂志, 2014, 18 (10)：1003−1007.

[6] 许静，刘培龙，郭岩. 全球卫生治理机制及中国参与的建议 [J]. 中国卫生政策研究, 2013, 6 (11)：1−7.

[7] 罗秀，李健. 全球健康的内涵与学科发展 [J]. 现代预防医学, 2017, 44 (6)：1070−1072.

[8] 刘沛. 几种新发传染病的诊治 [J]. 中国实用乡村医生杂志, 2014, 21 (5)：1.

[9] 李鹏媛，原丽红，陆家海. 应对新发传染病，One Health 策略势在必行 [J] 传染病信息，2018，31（1）：11－14，54..

[10] 徐毓龙. 生物恐怖袭击和生物传感器 [J]. 电子世界，2002（1）：78－79，81.

[11] 刘家发，朱建如. 生物恐怖袭击的应急救援策略 [J]. 公共卫生与预防医学，2005，16（3）：39－41.

[12] 党荣理，徐海山，王天祥，等. 生物恐怖袭击应急救援演练的程序设计 [J]. 职业卫生与应急救援，2005，23（2）：57－58.

第二章　全球健康的演变与测量指标

【本章提要】

学习流行病学学科的形成和发展历程，了解不同时期人类面临的主要疾病和健康问题，掌握人群健康状况和疾病负担测量的主要指标，以评估和确定主要的全球健康问题，优选疾病防治和健康促进措施，并评价其效果。

第一节　流行病学的演变

一、流行病学的定义及其演变

流行病学是一门研究人群中疾病与健康状况的分布及其影响因素，并研究防治疾病及促进健康的策略和措施的学科。流行病学是一门应用学科，是在人类与疾病做斗争的实践中发展起来的。由于不同时期人类面临的主要疾病和健康问题不同，流行病学的研究范围和主要研究内容也在不断发生变化，流行病学主要有如下几个重要的发展时期和代表性定义。

1. 传染病防治时期

20 世纪上半叶及以前，鼠疫、霍乱、天花、结核和疟疾等传染性疾病严重威胁着人类健康，预防和控制传染病流行是医学的首要任务。这一时期的流行病学主要是研究疾病流行的问题，流行病学的定义主要强调了传染病及其预防问题，如 1927 年 Wade Hampton Frost 提出"流行病学是关于传染病的人群现象和传染病的自然史的科学"，1931 年 Clare Oswald Stallybrass 提出"流行病学是关于传染病的科学，即流行病学是一门有关传染病的主要原因、传播蔓延及预防的学科"。

2. 从研究传染病扩展到研究所有疾病

自 20 世纪中叶开始，传染病的发病率和死亡率大幅度下降，人群的平均寿命增加、生活方式改变及日渐严重的环境污染问题使心脑血管疾病和恶性肿瘤等慢性非传染性疾病的发病率不断上升，人类的疾病谱和死亡谱发生了明显改变，许多国家和地区的主要疾病负担和公共卫生问题由传染病转向慢性非传染性疾病。随着疾病谱、死亡谱和主要公共卫生问题的转变，流行病学的研究领域和定义也发生了相应的变化。1964 年，苏德隆教授将流行病学定义为"流行病学是医学中的一门学科，它研究疾病的分布、生态学及防治对策"。1970 年 Brian MacMahon 提出的定义为"流行病学是研究人群中疾病频率的分布及其决定因素的科学"。1980 年 David Eugene Lilienfeld 提出的定义为"流行病学是研究人群中疾病发生的表型及影响这些表型的因素的科学"。从上述定义中我们可以看出,流行病学的研究范围已从传染病扩展到了所有疾病。

3. 从研究疾病扩展到研究健康

20 世纪 80 年代,随着社会经济发展,医学模式由生物医学模式转变为生物-心理-社会医学模式,人们对健康的要求已不仅局限于没有躯体疾病。顺应新的医学模式和人们对健康的新要求,流行病学的研究范围和定义也进一步拓宽。

1983 年,John Murray Last 在其所著的《流行病学词典》中,将流行病学定义为"流行病学是研究人群中与健康有关的状态及事件的分布及其决定因素,以及应用这些研究结果以维持和促进健康的科学"。1984 年乔树民教授对流行病学的定义为"流行病学是主要运用现场观察和现场实验的方法,研究人群中疾病和健康的动态分布及其影响因素,借以探索病因和流行规律,拟定并评价防治疾病、增进健康的对策和措施的科学"。刘瑞璋教授将流行病学定义为"流行病学是研究人群中疾病或健康状态的分布及其决定因素和预防疾病及保健对策的科学"。经进一步完善,该定义表述为"流行病学是研究人群中疾病与健康状况的分布及其影响因素,并研究防治疾病及促进健康的策略和措施的科学"。从这些定义中,我们可以看出,流行病学的研究范畴已经从研究疾病拓展为研究健康,流行病学不仅要研究疾病防治,而且要研究如何促进人群健康。

4. 从研究疾病与健康拓展到研究其他人群事件

从 20 世纪 80 年代后期开始,随着流行病学研究领域的扩展和研究方法的完善,流行病学进入飞速发展时期。流行病学群体研究的特有方法越来越受到重视,并不断向其他领域渗透。在医学领域,流行病学方法不仅被流行病学工作者用来研究疾病和健康问题,也被其他医学学科的专业人员采纳和应用,形成临床流行病学、药物流行病学、遗传流行病学等许多流行病学分支学科。同时,流行病学方法也已突破医学研究的范畴,应用于环境、伤害、自杀、车祸、犯罪、管理及安全生产等非医学领域,形成地理流行病学、伤害流行病学、犯罪流行病学、评价流行病学等流行病学分支学科。传统的流行病学定义已经不能完全反映现代流行病学工作的任务和特征,谭红专教授将现代流行病学定义为"流行病学是研究人群中的卫生相关事件或状态的分布及其影响因素,研究管理、决策与评价,以及研究如何防止事故、促进健康和提高效益的策略和措施的科学"。

二、流行病学学科发展简史

从前述的流行病学学科的定义及其发展演变中,我们不难看出流行病学的定义具有鲜明的时代特点,这也反映出不同时期人们面临的主要疾病和健康问题不同,流行病学研究的重点领域也不同,流行病学学科本身的研究方法也随学科发展需求,不断发展和完善。流行病学学科可分为以下几个发展阶段。

1. 学科形成前期

从有人类文明史记载开始至 18 世纪中叶,流行病学学科尚未形成,还缺乏系统的理论和方法，但随着相关的一些概念、措施和方法的出现，流行病学学科渐现雏形。

这一时期和流行病学相关的重要历史事件包括："医学之父" Hippocrates 的著作《空气、水和场所》是全世界最早的关于自然环境与健康、疾病关系的系统表述。"Epidemic" 一词用于医学语境最早出现在希波克拉底的著作中，用以表示疾病的流行，是关于流行病学的最初描述。同一时期，我国用"疫""时疫""疫疠""大疫"等来表示疾病的流行，如《黄帝内经》中的"余闻五疫之至，皆相染易，无问大小，病状相似，不施救疗，如何可得不相移易者"。《说文解字》中的"疫者，民皆病也"也是关于疾病流行的描述。我国隋朝就设有"疠人坊"，对麻风病人进行隔离。宋真宗时期已有用人痘来预防天花的记载。意大利于 15 世纪中叶规定外来船舶需在海港停留 40 天，进行检疫［现在的"检疫"（quarantine）一词来自"四十"（quarante）］，这些都是一些早期的传染病群体控制和预防的措施和实践。John Graunt 通过对死亡数据的研究，编制了世界上第一个死亡表（寿命表的基础），用生存概率和死亡概率来概括死亡经历。此外，他还提出了设立比较组的观点。John Graunt 是人口统计学的创始人之一，同时，他将统计学引入流行病学领域，对流行病学的发展做出了卓越的贡献。

2. 学科形成期

18 世纪末至 20 世纪初是流行病学学科的形成期。18 世纪 60 年代开始，人口向城市转移，导致人口聚居于城市，这为传染病的大面积流行提供了可能，而传染病的肆虐促使了流行病学学科的诞生，并逐渐形成了独立的学科体系。

1796 年，英国医师 Edward Jenner 发明了接种牛痘预防天花的方法。一经问世，牛痘疫苗很快在全世界广泛使用，牛痘疫苗的使用开创了主动免疫预防传染病的先河。1839—1860 年，英国医师 William Budd 在其家乡发生伤寒流行时，深入现场，进行细致的人群调查，提出"伤寒是由特殊的毒物在人体内繁殖而引起的""毒物随粪便排出""通过消毒隔离措施可有效控制流行"等观点，这些观点阐述了伤寒的传染性流行特征。1880 年，德国细菌学家 Carl Joseph Eberth 从伤寒死亡者的脾脏和肠系膜淋巴结内发现伤寒杆菌。1844 年，匈牙利医生 Ignaz Philipp Semmelweis 通过对维也纳不同诊所中产妇因产褥热死亡的现象进行仔细观察和调查分析，否定了当时盛行的瘴毒学说，他认为产褥热是由于做尸检的医生未洗净黏附在手上的"尸体物质"，而给产妇接生，导致产妇死亡。他提出尸检医生在进行尸体解剖后，应采用漂白粉（次氯酸钙）溶液洗手的建议。医务人员按照他的建议洗手后，产妇死亡率迅速下降。1867 年，英国外科医生 Bavon Joseph Lister 创立了李氏外科消毒法，奠定了抗菌技术的基本原则。

从上述流行病学发展历程中的经典事例可以看出，流行病学学科是在预防和控制传染病的肆虐中发展起来的。但是，学科形成期的流行病学研究并不局限于传染病的预防和控制。1775 年，英国外科医生 Percivall Pott 根据扫烟囱工人的阴囊癌发病率很高的现象，提出扫烟囱与阴囊癌发病的关系，提出烟灰和烟囱焦油对阴囊皮肤的慢性刺激可能是扫烟囱工人发生阴囊癌的原因之一，首次提出了癌症可能是由环境致癌物引起的假设。1914—1917 年美国医生 Joseph Goldberger 在 3 所孤儿院、2 所疗养院和 1 所监狱进行了糙皮病的人群干预试验，发现糙皮病并非传染病，而是由于膳食中缺乏某种营养素导致，他将这种营养素命名为维生素 PP（即烟酸或尼克酸）。而直到 1937 年，生化学家 Conrad Elvehjem 才发现烟酸能治疗狗的糙皮病。

17 世纪 60 年代，被誉为流行病学方法研究先驱的 John Graunt 利用伦敦的死亡数据进行死亡分布研究，创制了第一张死亡表（寿命表的基础），提出了在死亡研究中用生存概率和死亡概率来代替绝对数和死亡比的建议，并认识到在流行病学研究中设立比较组的必要性，从而统计学被引入流行病学研究领域。进入 18 世纪后，流行病学研究在方法学方面取得了许多创新和突破，英国流行病学专家、医学统计学的奠基人之一——William Farr 在英国进行人口和死亡的常规资料收集，并采用生命统计的方法，研究公共卫生问题，提出了"标化死亡率""患病率""人年""计量-反应关系"等重要的流行病学概念，他对"特异危险度""超额危险度""生存概率"等概念的形成也做出了重要贡献；19 世纪末到 20 世纪初，Francis Galton 提出了相关系数的概念、Karl Pearson 提出了卡方分布、Charles Value Chapin 明确了二代发病率的概念。

在流行病学方法研究和流行病学实践取得巨大成就的推动下，1850 年，世界上第一个流行病学学会——英国伦敦流行病学学会成立，同年，伦敦流行病学中心成立，负责霍乱流行的医学信息发布，这标志着以传染病控制为主的流行病学学科的诞生。此后，流行病学逐渐作为一门独立的学科，进入医学生的课堂。

3. 学科发展期

20 世纪中叶至今，是流行病学学科的发展期，也称为现代流行病学时期。现代流行病学时期又可分为三个阶段。

（1）第一阶段为 20 世纪 40 年代至 50 年代。这一阶段，研究者创造了慢性非传染性疾病的流行病学研究方法，提出了许多对现代流行病学研究产生了深远影响的概念和指标。例如，1948 年，Austin Bradford Hill 发表了流行病学发展史上第一个随机对照试验（randomized control trial，RCT）——链霉素治疗肺结核的随机对照试验的研究成果。同年，Austin Bradford Hill 又与 Richard Doll 共同设计，并启动了流行病学发展史上极具影响力的吸烟和肺癌关系的研究。该研究不仅通过病例对照研究发现了吸烟和肺癌的病因关系，并通过后续的队列研究验证了吸烟是肺癌的主要危险因素，更开创了生活方式研究这一新领域，开辟了慢性病病因学研究的新天地。而 1948 年启动的美国弗明翰心脏研究（Framingham Heart Study）和 1951 年启动的英国医生研究（British Doctors Study）作为早期队列研究的典范，也有力地促进了流行病学病因学研究的发展。1951 年，Jerome Cornfield 提出了相对危险度和比值比的概念和计算方法；1959 年，Nathan Mantel 和 William Haenszel 提出了分层分析法。这些方法、概念和技术，构成了现代流行病学方法的基本框架。

（2）第二阶段为 20 世纪 60 年代至 80 年代。这一时期，Olli Sakari Miettinen 等提出与发展了配比、偏倚、混杂及效应修饰等概念与研究技术。1967 年，Jerome Cornfield 等在弗明翰心脏研究中建立了第一个多因素 Logistic 回归模型。自此，Logistic 回归模型成为流行病学研究中一种常用的分析手段。这一阶段，研究者编写了一批有代表性的流行病学教科书和专著，如 Brain MacMahon 的 *Epidemiology：Principles and Methods*（1970 年）、David Eugene Lilienfeld 的 *Foundations of Epidemiology*（1980 年）、Kenneth J. Rothman 的 *Modern Epidemiology*（1986 年）

和 John Murray Last 编撰的 *A Dictionary of Epidemiology*（1983 年），这些教科书和专著极大地促进了现代流行病学理论的完善、传播和流行病学研究人员的培养。

（3）第三阶段为 20 世纪 90 年代至今。这一阶段流行病学与其他学科交叉融合，新的分支学科不断涌现，流行病学的研究和应用领域得到极大拓展。微观上，流行病学与基因组学、分子生物学交叉，形成了基因组流行病学和分子流行病学；宏观上，流行病学与生态学、社会学等交叉，形成了生态流行病学及社会行为流行病学。而流行病学与管理学、犯罪心理学及灾害学等交叉形成了管理流行病学、犯罪流行病学及灾害流行病学等，这些交叉整合使流行病学渗透到了非医学领域。

20 世纪 90 年代以来，随着社会经济的发展、交通和通信技术的发展、世界政治格局的变化，全球掀起了经济、社会、文化合作的高潮，不同国家和地区间，官方和民间的贸易往来、文化交流、旅游观光等日益频繁，全球化日益成为时代发展的主流与特征，公共卫生事业及疾病预防和控制工作面临着全球化进程的冲击与挑战。在全球化背景下，气候变化、传染性疾病肆虐、非传染性疾病发病率攀升、超级细菌感染和 EIDs 的出现使人类面临新的生命和健康威胁，也对流行病学的研究和实践提出了新的挑战。

第二节　疾病发病率和死亡率

对人群的疾病和健康状况进行测量，描述和比较疾病和健康状况在不同人群、地区和时间中的分布（三间分布），是流行病学研究工作的起点。三间分布可帮助研究者了解疾病和健康状况流行的基本特征，研究者进而可采取有针对性的措施预防和控制疾病，提高人群健康水平。同时，三间分布还可以为探索病因和危险因素提供线索，为针对病因和危险因素的干预提供方向。

常用的疾病和健康测量指标包括发病频率测量指标、患病频率测量指标、死亡频率测量指标和生命质量测量指标。其中，发病率（incidence rate）和死亡率（mortality rate）是描述疾病的流行特征和危害程度的重要指标，是基本和常用的疾病和健康测量指标。

一、发病频率测量指标

（一）发病率

发病率可分为累积发病率（cumulative incidence）和发病密度（incidence density）两类。一般情况下，发病率指累积发病率，是指在一定时期内一定人群中某疾病的新发病例数与同时期该人群的暴露人口数的比值。发病率的计算公式为：

$$发病率 = \frac{一定时期内某人群某病的新发病例数}{同时期的暴露人口数} \times k, k = 100\%, 1000\%, \cdots$$

（2—1）

式（2—1）中分母的同时期的暴露人口数指的是观察时间内该人群中有可能发生某

病的人口数（或受疾病威胁、可能发生分子中关注的事件的人口数），因此，因接种疫苗而获得该疾病的免疫力者理论上不应该计入发病率计算的分母。例如，计算乙型肝炎（乙肝）发病率来评价乙肝疫苗的预防效果时，应以研究地区研究时期的所有易感者人数为分母，而不应包括已经患过乙肝的人群或已有效接种过乙肝疫苗而获得免疫力者。某地区人群的发病率计算通常以该地区该时期内的平均人口为分母，但需注明分母采用的是平均人口。发病率常以年为单位计算，但观察时间的长短可随需要而定，进行罕见病的发病率计算时，可累积数年的资料，对于病程较短的疾病或季节性疾病，可以以月、季度为单位进行计算。如果以年为单位，计算某人群某疾病的发病率，暴露人口数一般选用年中人口数。年中人口数可以是标准时点即该年 7 月 1 日零时的人口数，也可是上年年终人口数和本年年终人口数之和除以 2 的数据。婴儿疾病统计的暴露人口不使用年中人口数，而使用当年的活产婴儿数。

按性别、年龄、地区、民族、职业、婚姻状态、病种等特征，分别统计和计算的发病率，即发病专率。当对不同地区、不同人群的发病率资料进行比较时，应注意人口构成（如年龄、性别构成等）不同所造成的差异，可对发病率进行标准化，消除人口构成差异的影响后进行比较，或者直接比较发病专率。

发病率可反映疾病对人群健康的影响大小，发病率越高的疾病，对人群健康的影响越大。另外，发病率的不同和变化，可以反映致病因素的不同和变化及疾病防治措施的效果。因此，发病率是描述疾病流行特征、探索病因和评价防治措施的一个重要指标。

（二）其他几个相关指标

除发病率外，罹患率（attack rate）、续发率（secondary attack rate，SAR）及发病密度也是描述疾病发生频率的指标。

1. 罹患率

与发病率一样，罹患率也是反映暴露人群中新发病例出现频率的指标，其含义与累积发病率相同，但通常用于描述较小范围或较短时间（<1 年）内的疾病流行情况，如局部地区传染病、食物中毒、职业中毒等的暴发流行，探讨流行或暴发因素时常使用罹患率。罹患率的观察时间以月、周、日（或一个流行期）为单位，其计算公式为：

$$罹患率 = \frac{观察期内的新发病例数}{同时期的暴露人口数} \times k, k = 100\%, 1000\text{‰}, \cdots \quad (2-2)$$

2. 续发率

续发率亦称二代发病率或家庭二代发病率（secondary attack rate in families），是指在一个家庭（病房、集体宿舍、托儿所、幼儿园班组）中第一个病例出现后，在该传染病最短潜伏期到最长潜伏期之间，易感接触者因感染而发病的续发病例占所有易感接触者总人数的百分比。家庭（或集体）中出现的第一个病例称为"原发病例"。此病例之后，在该病最短至最长潜伏期间出现的病例称为续发病例（或二代病例），即续发率计算公式中的分子。公式中的分母为该家庭（或集体）中易感接触者的总人数。续发的计算公式为：

$$续发率 = \frac{一个潜伏期内易感接触者中续发病例数}{易感接触者的总人数} \times 100\% \qquad (2-3)$$

计算续发率时，分子和分母中均不应包含原发病例。同时，来自家庭（或集体）外或感染、发病时间距离原发病例的发病时间短于该病最短潜伏期或长于该病最长潜伏期者均不应计入续发病例。

续发率可用于比较传染病传染力的强弱，分析传染病的流行因素，可分析和比较不同因素（如年龄、性别、家庭中儿童数、家庭人口数、家庭经济条件等）对传染病传播的影响，也可用于评价免疫接种、隔离、消毒等卫生防疫措施的效果，是进行家庭（病房、集体宿舍、托儿所、幼儿园班组）中传染病流行情况调查的常用指标。

3. 发病密度

发病密度是以观察期间某病的新发病例数为分子、以观察的人时数为分母计算的发病率。用人时为单位计算出来的数据带有瞬时频率性质，因此称为发病密度。人时数将人数与时间结合起来，最常用的人时单位是人年。1 个观察对象观察满 1 年为 1 人年，观察满 10 年则为 10 人年；10 个观察对象观察满 1 年也是 10 人年。以人年为分母计算的发病密度为人年发病率。发病密度的计算公式为：

$$发病密度 = \frac{一定时期内某人群某病的新发病例数}{同时期的该人群观察人时数} \times k, k = 100\%, 1000\%, \cdots$$

$$(2-4)$$

例如，某队列研究收集了暴露于某因素的 1000 名研究对象发生某疾病的情况，其中 200 名研究对象观察了 0.5 年、300 名研究对象观察了 1 年、300 名研究对象观察了 2 年、200 名研究对象观察了 3 年，25 人在队列研究观察期间出现了研究结局（即发生某疾病），则研究人群该病的发病密度为 1.56 百人年（$\frac{25}{200 \times 0.5 + 300 \times 1.0 + 300 \times 2.0 + 200 \times 3.0} \times 100$）。

人时的概念同样可以用在死亡率的计算中。如果观察人群比较固定，且稳定地维持在一个较长的观察期间时，可以计算累积发病率或累积死亡率。累积发病率计算公式的分母为研究观察期间可能发生该病的所有暴露人数，分子为暴露人群在观察期间的新发病例数之和。但如果研究持续时间较长，随访期间观察人数变化较大，不同研究对象的募集时间（即进入队列的时间）不同，有些研究对象在随访期间发生迁移、退出或出现因研究所关注的疾病之外的原因的死亡，研究对象发病的时间不同等，导致不同时期的观察人数不同，不同研究对象的观察时间不同，无法以一个稳定的观察人数作为分母计算发病率，这种情况下，就可以用人时数代替人数作为分母，计算发病率，即发病密度。发病密度是一定时间内发生某病新病例的速率，即一定时期内的平均发病率，发病密度既可以说明该人群发生的新病例数，又可以说明该人群的大小和发生这些病例数所经历的时间，常用于队列是一个动态人群、观察人数变动较大时的统计。

二、患病频率测量指标

患病率（prevalence rate）也称现患率或流行率，是指某特定时间内被观察人群中某病新旧病例所占的比例。患病率可按观察时间的不同分为时点患病率（point prevalence）和期间患病率（period prevalence）两种。观察时间为某一具体时点的患病率为时点患病率，较为常用。期间患病率是指在特定观察期内患某种疾病或具有某种属性者占观察总人数的比例。理论上计算时点患病率的时点是无长度的，但实际调查时对时点的定义通常为观察时间不超过 1 个月。而期间患病率的观察时间可以是任何一段特定的时间（通常超过 1 个月）。时点患病率和期间患病率的计算公式如下：

$$时点患病率 = \frac{某一时点特定人群中某病的新旧病例数}{该时点的人口数（被观察人数）} \times k, k = 100\%, 1000\text{‰}, \cdots$$

$$(2-5)$$

$$期间患病率 = \frac{某观察期间特定人群中某病的新旧病例数}{该期间的平均人口数（被观察人数）} \times k, k = 100\%, 1000\text{‰}, \cdots$$

$$(2-6)$$

计算患病率时，分子是研究规定的时间内观察到的新旧病例数，通过在一个横断面时间（时点）或观察时期（期间）内进行疾病筛查获得，其大小与观察时间的长短密切相关，因此，计算患病率时必须明确研究的观察期限。患病率的分母为研究观察时期所研究人群的总人口数，计算期间患病率时通常用该人群观察期间的平均人口数作分母。期间患病率实际上等于某一特定时期开始时的患病率加上该时期内的发病率。

时点患病率与期间患病率的含义和计算方法虽然不同，但实际应用中，有时区别并不明显。例如对某一地区的慢性病患病率进行调查，在几天时间内（时点）调查得到的分子和分母数据往往与半年、一年内（期间）调查所得到的结果并无多大差异，计算的时点患病率和期间患病率也没有太大差异。实际应用时可根据所研究的疾病灵活选用研究方式。

患病率也可以用人时单位进行计算。患病率与发病率计算时的主要不同是发病率的分子是指在某一期间研究人群中发生的新病例，需要明确病例的发病时间；患病率的分子是指在某一时点（或期间）研究人群中存在的所有病例，因而不需要确定病例的发病时间，只需确定研究对象是否处于患病状态，包括新发病例和旧病例。另外，患病率的分母通常包括研究地区观察时期的所有人，而不必限定于有患病风险的人。

患病率的大小取决于发病率和病程两个因素。因此患病率的变化可反映出发病率的变化和/或疾病结果的变化。例如，甲地近些年由于环境污染，肿瘤发病率升高，且随着肿瘤治疗水平的提高，患者的 5 年生存率也明显提高（病程延长），这两方面因素共同导致甲地的肿瘤患病率明显增加。而乙地近年的肿瘤发病率虽无明显变化，但随着医疗水平的提高，患者的 5 年生存率也明显提高，因此，乙地的肿瘤患病率也有所增加。当然，患病率低或患病率下降既可能源于发病率低或发病率下降，也可能是因为患者恢复快或死亡快，从而病程缩短。例如，某地冬春季流感流行期间，流感的发病率很高，但患病率并不高，这是由于流感是自限性疾病，大多数患者经过 5~10 天可自愈，而少数重症病例可能因并发症，导致多脏器衰竭而迅速死亡，流感患者的病程均很短，因而患病率很低。因此，急性传染病的流行病学研究中主要使用发病率和罹患率指标，患病率的意义不大。

当某地某病的发病率和该病的病程在相当长时间内保持稳定时，患病率、发病率和病程三者的关系可用下面的公式表示：

$$P = I \times D \qquad (2-7)$$

式中：P 为时点患病率。

　　　I 为发病率。

　　　D 为平均病程。

发病率与患病率分别适用于不同的研究目的，它们从不同的角度说明疾病负担大小及其变化规律，为卫生资源的配置和调整提供依据。患病率反映的是人群中某病患者所占的比例。在研究病程较长的慢性病（如冠心病、糖尿病、肺结核等）的流行情况或评价慢性病防治工作效果时，常用患病率。发病率反映的是人群的发病风险（发病概率），是病因研究的重要工具。比如，我们可以通过调查和分析人群中某种疾病的发病率和该疾病发生前后的各种内外环境因素的流行状况和变化规律，推断导致疾病发生的内外环境因素及其影响程度，以及疾病发生后导致的身体和心理指标变化。而对于患病率资料，因为无法确知患者的发病时间，研究者很难判断疾病和内外环境因素的先后关系，无法判断是患病在先还是各因素的出现或变化在先，即便发现患病和某些因素有关联，也不能提示因果关系。另外，值得注意的是，影响存活的因素（如疾病治疗水平的高低）也会影响疾病的患病率，因此，患病率升高可能是影响存活的因素的改善（如疾病治疗水平的提高）所致，而不是致病因素增强的作用。同时，患病本身也会导致某些因素的变化。比如，糖尿病患者患病后，常会按医嘱改变膳食习惯，避免高糖、高脂肪饮食，而采用低糖、低脂肪饮食。低糖、低脂肪饮食是患者患病后行为改变的结果，而并非导致糖尿病发生的因素。因此，患病率不适用于病因学研究，如果用患病率和现患病例进行病因学研究，往往会得出虚假的因果关系。但对于某些疾病，研究者很难知道其准确的发病时间（如 Crohn 病、溃疡性结肠炎和出生缺陷等）和获得发病率资料，患病率可能是唯一能得到的疾病率（morbidity rate，通常把发病率和患病率统称为疾病率）资料，进行病因探索时应注意患病率和发病率之间的差异，合理解释所收集的资料。

三、死亡频率测量指标

死亡统计数据是反映社会卫生状况和居民健康水平的重要基础资料，也是制订卫生工作计划、评价卫生服务效果的重要依据。死亡率和病死率（fatality rate）是死亡统计的常用指标。

（一）死亡率

死亡率是指一定时期内一定人群中死于某病（或所有原因）的人数与该时期该人群平均人口数的比值。死亡率反映该时期该人群中因某病（或所有原因）死亡的频率，是测量人群死亡危险最常用的指标。死亡率的分子为一定时期内（因某病）死亡总人数，分母为同期可能发生死亡事件的总人口数（通常为年中人口数）。死亡率的计算常以年为时间单位，多用百分率、千分率、万分率、十万分率表示。计算公式为：

$$死亡率 = \frac{一定时期内（因某病）死亡总人数}{同期平均人口数} \times k, k = 100\%, 1000\%, \cdots \quad (2-8)$$

（二）病死率

病死率是指一定时期内（通常为一年）患某病的全部患者中因该病死亡的人数所占的比例，是反映疾病的严重程度和诊疗水平的一个常用指标。计算公式为：

$$病死率 = \frac{一定时期内因某病死亡人数}{同期患某病的病人数} \times 100\% \quad (2-9)$$

病死率表示确诊患某病的患者因该病死亡的概率，受疾病严重程度、早期诊断及治疗水平的影响。病死率常用于急性传染病的疫情描述，较少用于慢性病流行特征的描述。比较不同医院某病患者的病死率时需要注意不同医院患者的病情、病程、性别、年龄构成等的差异，不能简单用一个总病死率来评价医院的诊疗水平。规模大、医疗设备好的医院或某病的专科医院，收治危重患者的概率比小医院、基层医院和综合医院大，因而有些疾病的病死率可能要高于小医院、基层医院和综合医院。因此，用病死率评价不同医院的医疗水平时，要注意患者构成的可比性。

（三）死亡率和病死率的应用

死亡率是死亡统计中最重要的指标。死亡统计中用到的死亡率指标包括粗死亡率（crude death rate，CDR，也称为总死亡率）、年龄别死亡率（age-specific death rate，ASDR）、婴儿死亡率（infant mortality rate，IMR）、新生儿死亡率（neonatal mortality rate，NMR）、围生儿死亡率（perinatal mortality rate，PMR）、5 岁以下儿童死亡率（under-5 mortality rate，U5MR）、孕产妇死亡率（maternal mortality rate，MMR）和死因别死亡率（cause-specific death rate，CSDR）。其中，死于所有原因的死亡率即总死亡率（也称粗死亡率），用于反映一个人群总的死亡水平和死亡风险。粗死亡率所提供的信息比较笼统、粗糙，不同地区、不同人群的人口构成特征（如性别、年龄、职业和疾病构成等）存在差异，因此不同地区和不同人群的粗死亡率不能直接进行比较，必须进行年龄、性别、职业和疾病构成等方面的标准化，也可按照不同的人口特征，分别计算死亡专率，如前述的年龄别死亡率、死因别死亡率等。IMR、U5MR、MMR 是世界卫生组织推荐用于妇幼保健服务评价的三个重要指标。

死亡率对于严重疾病（如恶性肿瘤等）的流行病学研究很重要，其死亡率与发病率十分接近，而且死亡率的准确性高于发病率，因此可以用死亡率作为病因探索的指标。但对于非致死性疾病或病死率很低的疾病，则不宜直接采用死亡率进行分析，而可以计算超额死亡率。如对于流行性感冒等轻症患者较多的传染病很难统计准确的发病率且其病死率极低，为了测定其流行强度常使用超额死亡率，即可根据历年每月的肺炎死亡数计算出每月肺炎死亡率平均值，然后把流感流行期的月别肺炎死亡率与月肺炎死亡率平均值相比，便能清楚地显示出流感流行的强度及其导致的危害。

死亡率是一个相对稳定的指标。它不仅可以衡量某一时期、某一个地区人群的死亡风险大小，也可反映一个地区不同时期人群的健康状况和卫生保健工作的水平，为确定该地区卫生保健服务需求和制订卫生服务规划提供科学依据。死亡率的不足之处是只能反映死亡对健康的影响，不能反映不同疾病对患者的生活质量、社会价值和社会生产造成的影响。比如，某疾病导致的一位25岁男性的死亡和另一种疾病导致的一位75岁男性的死亡，从死亡统计的角度看，两者没有差别，但实际上，两者对个人、家庭和社会产生的影响却不相同，很显然，前者导致的社会损失明显大于后者。再比如，一位25岁的青年男性患某种慢性病和一位75岁的老年男性患该慢性病造成的社会损失也不同。因此，和发病率、患病率等指标一样，死亡率只能反映疾病导致的死亡的频率负担，因而研究中研究者应结合生命质量测量指标和卫生经济学指标，从不同角度全面反映疾病给个人、家庭和社会造成的负担。

第三节　疾病负担的测量方法

上一节介绍的发病率、死亡率等是人群疾病和健康测量的重要指标，但其只能反映疾病的流行状况及其生物学损害。随着生物－心理－社会医学模式的提出和与之相应的健康概念的扩展和深化，人们逐渐意识到健康不仅仅是生物学意义的健康（没有疾病），健康也包括精神和社会关系方面的健康，是一个复杂的生物学和社会学概念。下面从生理、心理和社会角度，简要介绍对疾病负担进行测量和评价的方法和指标。

一、疾病负担的概念

疾病负担是指疾病、伤残（失能）和过早死亡对患者、家庭和社会所造成的健康、经济和资源方面的总损失。这种损失包括健康损失、经济损失、生活质量的恶化和生命年的损失。疾病负担研究本质上是一种研究一定社区的疾病和健康状况的社区诊断方法，疾病负担研究将疾病导致的过早死亡造成的损失与疾病、伤残（失能）造成的健康损失结合起来，考察疾病给社会造成的总损失。因此，疾病负担可分为疾病的流行病学负担和疾病的经济负担（economic burden of disease）两大类。

二、疾病负担的测量

（一）疾病的流行病学负担的测量

流行病学研究中，研究者通常采用发病人数、伤残人数、患病人数、死亡人数等绝对数指标和发病率、伤残率、患病率、死亡率等相对数指标，来描述和比较不同人群的疾病分布和疾病的流行病学负担。此外，研究者还采用病残率等指标来反映伤残（失能）的流行状况，采用健康调整生命年、伤残调整生命年、与健康有关的生存质量和减寿年限等指标来综合反映疾病造成的流行病学负担。

发病人数、伤残人数、患病人数、死亡人数、发病率、患病率、死亡率等常规指标不再在此赘述，下面对伤残（失能）测量指标、时间损失测量指标和生命质量测量指标的含义和计算方法进行简要介绍。

1. 伤残（失能）测量指标

病残率（invalidism rate, disability rate）是测量人群中因各种原因导致的伤残（失能）发生的频率。病残率和某病病残率的计算公式如下：

$$病残率 = \frac{病残人数}{调查人数} \times k, k = 100\%, 1000\permil, \cdots \tag{2-10}$$

$$某病病残率 = \frac{某病病残人数}{调查人数} \times k, k = 100\%, 1000\permil, \cdots \tag{2-11}$$

2. 时间损失测量指标

患者因患病而休工、休学或早死造成的工作、学习等方面的时间损失，也是研究疾病负担时应该考虑的因素。时间损失测量指标也是测算疾病的经济负担的基础。常用的疾病时间损失测量指标包括两周患病天数和两周休工（休学）天数。计算公式如下：

$$两周患病天数 = \frac{某人群调查前两周患病总天数}{调查人数} \tag{2-12}$$

$$两周患病休工（休学）天数 = \frac{某人群调查前两周患病休工（休学）总天数}{调查人数}$$

$$\tag{2-13}$$

两周患病天数和两周患病休工（休学）天数是卫生服务研究中常用的、反映人群健康状况和疾病负担的指标。例如，我国第五次国家卫生服务调查结果显示，2013年我国居民每千人两周患病天数为2237天，比2008年第四次国家卫生服务调查的数据（1537天）多700天；每千15～64岁在业人口两周患病休工天数为141天，比2008年的数据（90天）多51天；每千在校学生两周患病休学天数为24天，比2008年的数据（44天）少20天。

3. 生命质量测量指标

（1）潜在减寿年数（potential years of life lost，PYLL）：PYLL是指不同年龄组人群因疾病造成的实际死亡年龄与该年龄组人群的期望寿命之差的总和，即死亡所造成的寿命损失。PYLL目前已成为一个评价疾病对健康水平影响程度的重要指标，在全球范围内广泛应用于疾病负担的测量和比较。其计算公式如下：

$$PYLL = \sum_{i=1}^{e} a_i d_i \tag{2-14}$$

式中：

e 为某年龄组的期望寿命（岁）。

i 为年龄组（通常用该年龄组的组中值表示）。

a_i 为第 i 年龄组的剩余年龄，即死亡时的年龄，与活满该年龄组的期望寿命 e 之间的差值。

d_i 为第 i 年龄组的死亡人数。

PYLL综合考虑了死亡人数和以期望寿命为基准计算的早死造成的寿命损失对健康的影响。从其概念和计算公式，我们可以看出，一名25岁男性的死亡和一名75岁男性的死亡造成的人群疾病负担是不同的，25岁男性死亡增加的疾病负担大于75岁男性死亡增加的疾病负担。实际应用中，研究者可以分别计算不同疾病或不同年龄组死亡者总的减寿年数，也可通过估算某人群不同疾病死亡者总的减寿年数，继而估算不同疾病带来的劳动者工作日的损失。PYLL 指标考虑了不同人群、不同疾病死亡者年龄的影响。表 2-1 采用 PYLL 指标排列出 2006—2010 年导致中国人群潜在寿命损失的前 15 种疾病。心脑血管疾病、肝癌、机动车道路交通事故、肺癌、急性心肌梗死是导致 2006—2010 年中国人寿命损失的前 5 位原因，它们导致的 PYLL 占全部死因所致 PYLL 的比例依次为 12.46%、8.01%、6.31%、6.19% 和 4.28%。

表 2-1　2006—2010 年导致中国人群潜在寿命损失（每 10 万人的潜在减寿年数）的前 15 种死因

排名	死因	PYLL	占总 PYLL 的比例（%）
1	心脑血管疾病	681.76	12.46
2	肝癌	437.98	8.01
3	机动车道路交通事故	345.11	6.31
4	肺癌	338.72	6.19
5	急性心肌梗死	234.18	4.28
6	胃癌	222.64	4.07
7	慢性下呼吸道疾病	215.21	3.93
8	交通事故*	200.92	3.67
9	溺亡	176.79	3.23
10	自杀	167.62	3.06
11	食管癌	163.73	2.99
12	肝癌	124.67	2.28
13	意外跌倒	102.75	1.88
14	白血病	101.07	1.85
15	其他冠心病	96.10	1.76
总 PYLL	—	5470.39	100.00

交通事故*：不包括机动车道路交通事故。

资料来源：Sun L, Zhang J. Potential years of life lost due to suicide in China, 2006—2010 [J]. Public Health, 2015, 129 (5): 555-560.

（2）质量调整生命年（quality adjusted life years，QALY）：QALY 是一种健康状况和生命质量的正向综合测量指标。QALY 全面考虑了健康的生理、心理和社会适应等方面，将生命质量和生命时间结合起来，综合反映个体和人群的健康状况。其基本思想是采用生存质量对生存时间进行权重，测量和评价人群的健康生存年，即 QALY＝生命年数×生命质量权重。一个 QALY 反映一个健康生存年，在健康状态效用值（权重）为 1 的状态下生存 1 年和在健康状态效用值为 0.5 的状态下生存 2 年，质量调整生命年都等于 1。计算 QALY 的关键是估算不同健康状态的效用值，即确定生命质量权重。

生命质量权重的取值范围为 0~1，0 表示死亡，1 表示完全健康。不同的疾病和伤残状态取 0~1 之间的效用值。QALY 的计算公式如下：

$$QALY = \sum_{i=1}^{n} w_i y_i \qquad (2-15)$$

式中：

n 为功能状态数。

i 为某功能状态。

w_i 为效用值（权重）。

y_i 为各种功能状态下的生存年数。

根据各种健康状态下的生存年数和生存质量权重，可得到处于该健康状态下的个体 QALY。如某地一名长期活动受限的男性慢性病患者，其健康状况的效用值 w_i 为 0.57，预计平均生存年数为 7.70 年，其 QALY 为 7.70×0.57＝4.389，即该男性在该疾病状态下有 4.389 年的健康寿命年数，同时也说明该男性因患病导致活动受限损失的健康生命为 3.311 年。

QALY 是 20 世纪 80 年代后期发展起来的一个正向的健康评价指标，在卫生经济学评价中，QALY 是应用广泛的综合性效用评价指标之一，可用于疾病的社会负担研究和成本效用分析（cost utility analysis）。以 QALY 作为成本效用分析的效用度量指标，可以计算和比较针对不同疾病、采用不同健康干预措施时，增加 1 个 QALY 的成本，这样可以对干预措施进行排序，为优选卫生服务措施提供卫生经济学依据（优选成本效用比较低的方案和措施），指导卫生资源的合理配置。

（3）伤残调整生命年（disability adjusted life year，DALY）：DALY 是指从发病到死亡所损失的全部健康生命年，包括因早死所致的生命损失年和因疾病所致伤残引起的健康生命损失年。DALY 是一个全新的，从死亡、发病、致残、疾病、经济损失等多个方面，对疾病的危害程度进行全方位评价的综合指标。该指标综合考虑了死亡、发病、疾病严重程度权重、年龄相对重要性权重及时间偏好率（贴现率）等因素，是综合评价早死及各种非致死性健康结果（包括各种伤残状态）的效用指标。其计算公式为：

$$DALY = \int_{x=a}^{x=a+L} DC_{xe}^{-\beta x} e^{-r(x-a)} dx \qquad (2-16)$$

式中：

x 为年龄。

a 为发病年龄。

L 为残疾（失能）持续时间或早死损失的时间。

D 为残疾（失能）权重（0~1）。

$DC_{xe}^{-\beta x}$ 为计算不同年龄的生存时间的指数函数。

r 为贴现率。

$e^{-r(x-a)}$ 为连续贴现函数。

β 为年龄权重函数的参数（一般取值 0.04）。

表 2-2 是 DALY 指标的提出者之一 Christopher J. L. Murray 教授于 1994 年发表

的对残疾（失能）的分类和权重值。该分类和权重值标准被广泛应用于全球范围内涉及DALY 计算的相关研究中。DALY 这一综合测量指标也已广泛应用于疾病负担研究和疾病防治措施的卫生经济学评价中。

表 2-2　残疾分类及其权重值

	残疾水平	残疾权重值
1	在下列方面至少有一项活动受限：娱乐、教育、生育、就业	0.096
2	在下列方面有一项大部分活动受限：娱乐、教育、生育、就业	0.220
3	在下列方面有两项或两项以上活动受限：娱乐、教育、生育、就业	0.400
4	在下列方面大部分活动受限：娱乐、教育、生育、就业	0.600
5	日常生活（如做饭、购物、从事家务）均需依靠器具帮助	0.810
6	日常生活（如吃饭、个人卫生、大小便）均需人帮助	0.920

资料来源：Murray C J L. Quantifying the burden of disease：the technical basis for disability-adjusted life years ［J］. Bulletin of the World Health Organization，1994，72（3）：429-445.

通过连续监测和分析，比较全球或某些国家、地区的 DALY 指标，研究者可宏观认识和把握全球及不同国家、地区的疾病负担及其变化规律，为世界卫生组织和各国、各地区相关部门评价和调整已实施的卫生政策及制定卫生政策提供依据。对不同地区、不同时期、不同人群（性别、年龄等构成不同）、不同病种进行 DALY 分布的分析，计算 DALY 损失顺位，可以确定危害严重的主要病种、重点人群、高发地区及其随时间的变化规律，为确定防治及研究重点提供依据。

如表 2-3 所示，通过计算 DALY 损失，研究者可以找出 1990 年和 2013 年导致中国人群疾病负担的前 10 位疾病，并可以比较 1990 年和 2013 年中国人群主要疾病负担的变化。从表 2-3 可见，1990—2013 年，导致 DALY 的前 10 位病种没有变化，但是位次有所变化：与 1990 年相比，2013 年 8 种疾病导致的 DALY 呈上升趋势，肺癌和糖尿病的增加幅度最大（分别增加了 75.46% 和 113.38%）；脑血管疾病、肺癌、糖尿病的位次都有所上升，肺癌从第 9 位上升到第 6 位。下呼吸道感染和慢性阻塞性肺疾病的DALY 有所减少（分别减少了 9.66% 和 15.14%，位次分别从 1、3 下降到 2、4）；位次下降最显著的为肝癌，从第 6 位下降到第 10 位。DALY 的这些变化提示我们应更加关注脑血管疾病、肺癌和糖尿病的预防和控制。而肝癌的预防和控制虽然取得了一定的成效，但防治工作仍需进一步加强。

表 2-3　1990 年和 2013 年中国人群的主要疾病负担（万人年）

排名	1990 年		2013 年	
	疾病	DALY	疾病	DALY
1	下呼吸道感染	2962.55	脑血管疾病	3269.50
2	脑血管疾病	2732.07	下呼吸道感染	2676.32
3	慢性阻塞性肺疾病	1903.98	缺血性心脏病	2379.36
4	缺血性心脏病	1609.41	慢性阻塞性肺疾病	1615.76
5	道路伤害	1439.08	道路伤害	1499.71
6	肝癌	821.11	肺癌	1176.15
7	抑郁	724.57	抑郁	1069.10
8	感官疾病	706.19	感官疾病	1050.03
9	肺癌	670.32	糖尿病	1033.76
10	糖尿病	484.46	肝癌	960.27

资料来源：崔芳芳，宇传华，聂德为，等.1990—2013 年中国人群伤残调整寿命年和健康期望寿命变化趋势分析 [J].现代预防医学，2016，43 (16)：2959-2962，2996.

DALY 和 QALY 一样，可作为效用指标，用于成本效用分析，计算和比较不同病种、不同干预措施挽回 1 个 DALY 所需的成本，为寻找经济有效的干预措施提供依据，从而使有限的卫生资源产生最大的效益。世界银行、世界卫生组织和各国的研究人员已经成功地应用 DALY 定量测定了全球疾病负担和多种医疗卫生干预措施的有效性。

虽然 DALY 是一个可综合反映疾病导致的早死和伤残（失能）造成的损失的疾病负担测量指标，但 DALY 也有其局限性，比如 DALY 计算公式中生命质量权重的确定问题具有一定的主观性；且 DALY 的计算公式表明 10 个人丧失 1 年寿命与 1 个人丧失 10 年寿命是等价的，1 个 25 岁的青年男性死亡、X 个 75 岁的老人男性的死亡或 Y 个男婴死亡导致的 DALY 损失数可以是相等的。但实际上，10 个人的 1 年寿命损失和 1 个人的 10 年寿命损失具有不同的价值和意义。青壮年、老人、婴幼儿的死亡造成的家庭负担和社会生产力损失也无法等同。因此，DALY 虽然是一个良好的生命质量和疾病负担测量指标，但它尚不能完全客观真实地反映疾病造成的心理、家庭和社会负担。

（4）健康寿命年（health life year，HeaLY）：HeaLY 是 Sarah M. Hyder 等提出的一个疾病负担测量指标。HeaLY 用生命质量来调整生存年数，即通过生命质量评价，把不正常功能状态下的生存年数换算成有效用的生存年数（利用生命质量权重值），计算患病和伤残状态下的生命年数，并折算为健康状态下的生存年数，从而将疾病的致死效果及致伤残（失能）效果结合在一起，充分地考虑患病期间伤残（失能）对健康的影响，HeaLY 可以更全面地反映疾病对健康的影响，为宏观地认识疾病和控制疾病提供依据。其计算公式为：

$$HeaLY=L_1+L_2 \qquad (2-17)$$

式中：

L_1 为因患某种疾病死亡而损失的健康寿命年，$L_1 = P \times I \times CFR \times [E(A_0) - (A_1 - A_0)]$。

L_2 为因患某种疾病伤残（失能）而损失的健康寿命年，$L_2 = P \times I \times CDR \times D_e \times D_t$。

P 为该人群的总人数。

I 为该人群中某种疾病每年每千人的发病率。

CFR 为该病的病死率。

A_0 为该病发病时的平均年龄。

A_1 为因该病死亡时的平均年龄。

$E(A_0)$ 为年龄为 A_0 时的期望寿命，采用标准期望寿命。

CDR 为患该病人群因该病失能者的比例。

D_e 为失能权重值。

D_t 为该病的平均病程。

D_e 是 HeaLY 计算公式中的唯一一个主观指标，依据死亡取值为 0、完全健康取值为 1 的标准，专家组权衡各种疾病的失能情况后，给出权重值。

计算 HeaLY 时，任何年龄的生命都是等价的，如在 25 岁生存的一年和在 75 岁生存的一年是等价的，并用时间贴现对早逝和失能期间的健康寿命损失进行调整，通常以每年 3% 的贴现率对 $[E(A_0) - (A_1 - A_0)]$ 和 D_t 两部分进行贴现。

HeaLY 和 DALY 一样，均以发病为起点，以发病后疾病的自然史作为基本框架，评价患病和死亡的综合效应。HeaLY 的计算公式更简单和易于理解。

（二）疾病的经济负担的测量

疾病的经济负担亦称疾病成本（cost of illness），是指疾病、伤残（失能）和过早死亡给患者本人、家庭和社会带来的经济损失及防治疾病所消耗的经济资源的总和。疾病的经济负担可分为直接经济负担、间接经济负担和无形经济负担。

1. 疾病的直接经济负担

疾病的直接经济负担是指由于预防和治疗疾病所直接消耗的经济资源，包括直接医疗费用（direct medical costs）和直接非医疗费用（direct nonmedical costs）两部分。直接医疗费用是指因患病和伤残（失能）导致的由患者及其家属支付或由机构、保险支付的购买卫生服务的费用，主要包括挂号费、检查费、诊断费、处置费、急救费、手术费、治疗费、药品费、康复费、临终关怀费等防治疾病的费用。直接医疗费用可以发生在各级各类医院、诊所、社区卫生服务中心、药店、疾病预防控制中心等医疗卫生服务机构。直接非医疗费用是指在疾病防治过程中，在非医疗卫生服务机构消耗的经济资源，也包括防治疾病过程中发生的支持性活动的费用及因疾病导致的财产损失，包括与防治疾病有关的交通费、膳食营养费、住宿费、陪护费和财产损失费等。

2. 疾病的间接经济负担

疾病的间接经济负担是指疾病、伤残（失能）和过早死亡给患者本人、家庭和社会带来的时间及劳动力损失而产生的经济损失，即因病休工、休学和家人陪护，使得有效劳动力损失而产生的经济损失。疾病间接经济负担包括：患者因疾病、伤残（失能）和过早死亡造成的经济损失；患者因疾病和伤残（失能）导致的工作效率降低而造成的经济损失；家属、朋友或陪护人员因照顾患者而损失的社会劳动时间产生的经济损失。

3. 疾病的无形经济负担

疾病的无形经济负担又称无形成本或社会费用，是指因疾病、伤残（失能）而使患者及其亲友在精神上和生活上遭受的痛苦、忧虑、焦虑、不便和社会隔离等所带来的生活质量下降而产生的无形损失。疾病的无形经济负担很难量化和货币化。目前常用的测量方法有以下三种：

（1）QALY 法：QALY 可将疾病、伤残（失能）所引起的疼痛、悲伤和生命质量损失及其持续时间、严重程度结合起来，给不同的健康状态以不同的生命质量权重。完全健康的权重为 1，死亡的权重为 0，各种疾病、伤残（失能）状态的权重取 0~1。实际应用中，研究者可以根据大规模的调查制定一个生命质量权重赋值表，用于 QALY 计算。QALY 法易于理解，但其效用值的测量难度较大，计算过程比较复杂，常规工作或调查研究中很难获得计算 QALY 所需的资料，实际应用中较难实施。

（2）DALY 法：DALY 指从发病到死亡（或康复）所损失的全部健康生命年，含义和计算方法见前述。和 QALY 法一样，DALY 法的计算繁杂，常缺乏所需资料，应用受限。

（3）支付意愿（willingness to pay，WTP）法：该法是测量生命和健康价值的一种替代方法，它根据个人为了避免疾病、伤残或死亡所愿意采取的措施和愿意支付的金钱的数量，对疾病、伤残和死亡造成的无形经济负担进行量化和货币化。其原理是让患者及其亲友估算为了避免疾病、伤残和死亡可能带来的痛苦、忧虑和不便，愿意支付多少费用。例如，巴西圣保罗的研究人员采用 WTP 法对精神分裂症患者看护人进行调查，结果显示，精神分裂症的无形经济负担为每月（63.63±111.88）美元。看护者的收入水平和受教育程度与疾病的无形经济负担呈正相关。

由于很难对生活质量进行量化和货币化，DALY 法和 QALY 法的计算比较复杂，WTP 法又过于主观和难于进行比较，目前对不同地区、不同人群和不同疾病的无形经济负担的大规模研究和分析比较还很少。

（赵亚玲）

【阅读材料】

1. 请阅读世界卫生组织公布的"2019 年全球健康面临的 10 项威胁"（具体内容见 https://www.who.int/news-room/feature-stories/ten-threats-to-global-health-in-2019），结合本章学习的流行病学知识和疾病负担测量指标，思考全球健康面临的挑战和可以采取的疾病防控和健康促进策略。

2. 死亡率和 DALY 均是重要的疾病负担测量指标。表 2-4 展示了 2013 年我国死亡率、DALY 和年龄标化 DALY 居前 10 位的疾病。从表 2-4 的数据可见，三个指标中疾病排列的位次并不完全相同，请根据本章所学内容，并查阅相关资料，思考并回答

下列问题:

(1) 死亡率、DALY 和年龄标化 DALY 三个指标的含义和异同点。

(2) 阐释表 2-4 数据反映的 2013 年中国人群疾病负担的特点。

表 2-4　2013 年中国人群死亡率、DALY 和年龄标化 DALY 居前 10 位的疾病

排名	死亡率		DALY		年龄标化 DALY	
	疾病	死亡率 (/10 万)	疾病	死亡率 (/10 万)	疾病	年龄标化 DALY (/10 万)
1	脑卒中	137.87	脑血管疾病	3269.50	脑血管疾病	2371.70
2	缺血性心脏病	100.09	下呼吸道感染	2676.32	腰痛和颈痛	1733.30
3	慢性阻塞性肺疾病	65.38	缺血性心脏病	2379.36	缺血性心脏病	1731.60
4	肺癌	39.21	慢性阻塞性肺疾病	1615.76	慢性阻塞性肺疾病	1223.20
5	肝癌	25.70	道路伤害	1499.71	道路伤害	1017.30
6	胃癌	22.81	肺癌	1176.15	肺癌	792.20
7	道路伤害	22.51	抑郁	1069.10	感官疾病	750.90
8	高血压心脏病	17.14	感官疾病	1050.03	抑郁	697.60
9	阿尔兹海默病	16.18	糖尿病	1033.76	糖尿病	681.40
10	下呼吸道感染	15.15	肝癌	960.27	肝癌	608.40

资料来源:崔芳芳,宇传华,聂德为,等.1990—2013 年中国人群伤残调整寿命年和健康期望寿命变化趋势分析 [J]. 现代预防医学,2016,43 (16):2959-2962,2996.

要点提示:

(1) 和死亡率不同,DALY 可综合反映死亡和伤残对生命时间和生命质量的影响。DALY 综合考虑了伤残和死亡两方面的因素。有些疾病(如抑郁、腰痛、颈痛等)的死亡率虽然不高,但却严重影响患者的生存质量,计算 DALY 时会给予较高的伤残权重。因此,根据疾病导致的 DALY 的排序和根据死亡率排序的疾病顺位会有所不同。

(2) 对不同地区、不同时间、不同人群的发病率、患病率、死亡率、病死率、DALY 等进行比较时,因为不同地区、不同时间、不同人群的年龄、性别、病情、病程等的构成不同,直接比较可能无法揭示研究地区、研究时期、研究人群真实的疾病流行特点和医疗发展水平。如老年人口数比例高的某地区心脑血管疾病的死亡率高并不能说明该地区的心脑血管疾病死亡率高于其他地区,重症患者比例高的某医院肿瘤病死率高等也不能说明该医院的肿瘤病死率高于其他医院、诊疗水平不如其他医院。进行数据分析和解释时,可选择一个标准化人口构成(如世界人口构成、全国某次人口普查的人口构成、拟比较的几个人群中的某一个人群的人口构成或拟比较的几个人群的合计人口构成),对不同地区、不同时间、不同人群的数据进行标准化(亦称为调整)后,用标化率进行比较。

【参考资料】

［1］李立明. 流行病学［M］. 第 6 版. 北京：人民卫生出版社，2007.

［2］Rothman K J, Greenland S, Lash T L. Modern epidemiology［M］. 3rd ed. Philadelphia：Lippincott Williams & Wilkins，2008.

［3］Lilienfeld D E. Foundations of epidemiology［M］. 3rd ed. New York：Oxford University Press，1994.

［4］耿贯一. 流行病学［M］. 第 2 版. 北京：人民卫生出版社，1995.

［5］施侣元. 流行病学词典［M］. 北京：科学出版社，2001.

［6］谭红专. 现代流行病学［M］. 第 2 版. 北京：人民卫生出版社，2008.

［7］孟庆跃. 卫生经济学［M］. 北京：人民卫生出版社，2013.

［8］陈文. 卫生经济学［M］. 第 4 版. 北京：人民卫生出版社，2017.

［9］Murray C J L, Lopez A D. The global burden of disease：A comprehensive assessment of mortality and disability from diseases，injuries and risk factors in 1990 and projected to 2020［M］. Massachusetts：Harvard University Press，1996.

［10］Hyder A A, Rotllant G, Morrow R H. Measuring the burden of disease：healthy life-years［J］. Am J Public Health，1998，88（2）：196-202.

第三章　全球健康的社会决定因素

【本章提要】

全球健康旨在提高全球范围内的健康水平，实现全球健康公平。要达到此目的，就要明确导致全球健康不公平的根本因素是什么，从而采取有针对性的干预措施。本章主要介绍了健康社会决定因素的概念、理论和行动框架，全球健康社会决定因素状况。本章同时重点介绍了全球经济、文化和社会经济地位与健康的关系。

第一节　健康社会决定因素

一、健康社会决定因素的概念

世界卫生组织在 2005 年成立了健康社会决定因素委员会。该委员会在全球范围内收集已有的研究和实践证据，发展了健康社会决定因素（social determinants of health）的概念框架，并以此指导各地的实践活动。健康社会决定因素指在那些直接导致疾病的因素之外，由人们的社会地位和所拥有的资源所决定的生活和工作的环境及其他对健康产生影响的因素。健康社会决定因素是影响人群健康差异的主要原因。从出生到死亡，它贯穿个体的整个生命周期，覆盖个体生活和工作的全环境。

社会因素就是人类社会生活环境中的各项构成要素，包括一系列与社会生产力、生产关系有密切联系的因素，即以生产力发展水平为基础的经济状况、社会保障、教育、人口和科学技术等和以生产关系为基础的社会制度、法律、文化教育、家庭婚姻和医疗保健制度等。社会因素与健康结局之间的因果联系没有生物、化学、物理因素那样明显，但是社会因素是提高人群整体健康水平的决定因素，其核心价值理念就是健康公平，即健康是一项基本人权，不因种族、宗教、政治信仰、经济或社会情境不同而有差异。

健康社会决定因素概念的提出，明确了提高全球健康水平的政策行动指南，即干预策略要关注社会环境，需要跨部门协作，需要社会参与及赋权。此后，众多行动框架和指南不断呼吁人们关注健康社会决定因素。

二、健康社会决定因素理论模型

健康社会决定因素建立在众多有关社会因素与健康的研究基础之上，对已有的社会因素与健康关系研究的观点和理论进行总结。

（一）心理社会因素理论

人们在不平等的社会中，感知到的和实际经历的个人地位差异将导致压力和健康状况低下。来自社会环境的压力通过影响神经内分泌功能，增加个体对疾病的易感性。生活在不平等的社会环境中，经常与他人比较地位、财产和生活状况，人们会产生挫败感、羞耻感和无用感，这些慢性压力会损害健康。就社会整体而言，社会分层也削弱了社会凝聚力，社会联系的削弱也对健康不利。

（二）疾病社会生产理论

Diderrichsen 认为社会环境和政策环境是分配权力、财富和风险的核心动力，这种动力导致了社会分层。位于不同社会层次的个体暴露于疾病的危险因素不同，对疾病的易感性也不同，从而导致不同的健康结局，不同的健康结局又导致不同的社会经济结果。这种社会经济结果又影响个人社会地位及政策环境。

（三）影响层次理论

Dahlgren 和 Whitehead 认为影响健康的因素具有层次性，影响因素由内向外依次是：第一层是年龄、性别和遗传等生理因素，第二层是个体行为和生活方式，第三层是社区网络、社会关系因素，第四层是生活和工作环境因素，第五层是宏观社会的经济、文化和环境因素。内层因素受到外层因素的影响。

（四）选择与归因理论

Mackenbach 认为，健康不公平产生于两个过程：选择过程和归因过程。选择过程指成年期的健康状况会影响成年期的社会经济地位，而儿童期的健康状况不仅影响成年期的社会经济地位，也会影响成年期的健康状况。归因过程指成年期的社会经济地位和健康状况存在三种中介因素，即生活方式因素、社会结构或环境因素及相关心理压力因素。成年期的社会经济地位通过这三种中介因素作用于健康，而儿童期的中介因素会延续至成年，并且影响成年期的社会经济地位。

（五）生活周期多重影响理论

Brunner、Marmot 和 Wiklinson 认为，社会结构通过物质因素、工作环境、社会心理和健康相关行为等多种途径对健康产生影响。物质因素可直接产生健康结局，其他因素通过大脑神经反应、内分泌反应和免疫反应，导致不同的健康结局。这一作用过程还受基因、文化、社会环境、早期生活等因素影响。健康的社会决定因素在生命各个发展阶段（即胎儿期、幼儿期、儿童期、青春期和成年期）都会产生影响，有的因素产生即时影响，有的因素为生命后期健康提供基础，产生健康风险的累积效应。

三、健康社会决定因素的行动框架

在上述社会因素与健康关系的理论基础上，世界卫生组织健康社会决定因素委员会对各种健康社会决定因素进行了整合，提出了健康社会决定因素的行动框架，用以指导全球健康问题的解决。该框架主要包括三部分，每部分都彼此关联、相互作用。

第一部分是社会经济和政治背景，包括所有的社会和政治机制。它至少包括六个内容，即社会治理（如公民社会的参与度）、宏观经济政策（如货币政策）、社会政策（如社会福利政策）、公共政策（如卫生政策）、文化和社会价值（如社会对健康的重视程度、宗教）及重大疾病（如艾滋病）流行条件。社会经济背景中，对健康最具影响力的是国家福利制度及其相关的收入再分配政策，包括社会保险、基础教育、基本卫生服务、廉价住房、减贫行动和个税制度等。社会经济和政治背景产生、调节和维持社会分层。

第二部分是结构性机制和社会经济地位。结构性机制指产生或强化社会分层和决定个体社会经济地位的因素，包括权力、声望及获得资源的途径等。最主要的结构性分层指标包括收入、教育、职业、社会阶层、性别、民族和种族。由于不同社会分层人群的能力、声望和获得资源的途径有差异，社会经济地位影响了各层人群获得健康的机会。结构性机制是社会经济政治背景和个人经济地位的中介因素。结构性机制植根于社会经济和政治环境中。不同的社会经济政治背景下，结构性机制的呈现方式是不同的。结构性因素产生和强化了社会分层。总体上，社会经济和政治背景、结构性机制和个体的社会经济地位是健康不公平性的社会决定因素，形成社会分层的结构性因素是健康不公平性的根本原因。

第三部分是健康社会决定因素的中介因素。中介因素与健康结局直接相关。它主要包括物质环境、社会心理环境、行为因素、生物因素和卫生系统。物质环境包括住房质量、消费潜能和工作环境等，社会心理环境包括社会支持和应对、心理应激等，行为因素包括营养、身体活动等，生物因素包括遗传等。卫生系统既是中介因素，又是健康的社会决定因素，在疾病的发生、发展和预后中发挥了重要作用。此外，还有与结构性机制和中介因素都有关联的社会资本和社会融合。它们可能通过社会支持、社会网络、资源分配等途径影响健康。

社会经济和政治背景可以直接作用于健康。但最重要的路径仍是社会经济地位通过特定的中介因素影响健康。反过来，疾病和伤害会反作用于个体的社会经济地位，如疾病导致就业机会降低、收入减少等。特定疾病的流行也会作用于社会经济政治背景。健康的社会决定因素概念框架见图3-1。

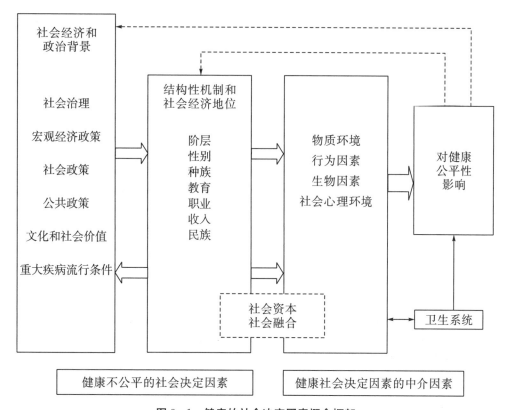

图 3-1　健康的社会决定因素概念框架

四、全球健康社会决定因素状况

健康社会决定因素的种类繁多，本节主要描述与可持续发展目标（sustainable development goals，SDGs）密切相关的因素，包括健康保障制度、基本卫生条件和健康相关生活方式。社会经济、文化等健康社会决定因素将在本章第二节和第三节阐述。

（一）健康保障制度

健康保障制度是有关卫生费用负担形式的制度，是卫生筹资体系的表现形式。健康保障制度也是社会保障的内容之一，是国家实行收入再分配、促进社会公平的重要措施。建立公平兼顾效率的健康保障制度是促进国民获得基本医疗卫生服务的保障，是促进健康公平的重要政策措施。

健康保障制度的主体是医疗保险制度。根据医疗保险基金的筹集方式，医疗保险制度分为国家医疗保险、社会医疗保险、储蓄医疗保险和商业医疗保险等类型。各国的健康保障制度基本是以一种医疗保险类型为主、其他医疗保险类型为辅的综合性制度安排。英国是国家医疗保险类型的代表。美国是以商业医疗保险为主的国家。社会医疗保险起源于德国，以法定医疗保险为主、私人医疗保险为辅，且两者平行运行，其中法定医疗保险大约覆盖了德国 85% 的人口。新加坡是储蓄医疗保险类型的代表，该国建立了保健储蓄、健保双全计划、严重残疾保险和保健基金计划等多种类型的卫生保障制度。

尽管根据自身的实际情况，不同国家建立了各自的健康保障制度和卫生筹资体系，但健康保障制度受社会经济、价值观念、执政理念等因素影响，全球健康保障水平的高低不同，健康保障制度在抵御疾病经济风险及促使国民获取基本卫生服务中发挥的作用也不一样。

（二）基本卫生条件

洁净的空气、安全的饮用水、清洁能源和卫生厕所是人类获得健康的基本物质条件。不安全的饮用水和不卫生的厕所与传染性疾病的发生密切相关，不安全的饮用水也可引发意外中毒。家庭固体燃料产生的室内空气污染可诱发呼吸道疾病、心脑血管疾病、白内障、新生儿畸形及意外伤害。大气污染也与呼吸道疾病及心脑血管疾病密切相关，并可能导致早死。

过去十几年，全球基本卫生条件不断改善。安全饮用水的使用比例由 2000 年的 61％增加到 2015 年的 71％，但低收入国家仅为 23％，中高收入和高收入国家已分别达到 92％和 98％。卫生厕所的使用比例由 2000 年的 29％增加到 2015 年的 39％，总体比例仍较低。清洁能源使用比例由 2000 年的 49％增加到 2015 年的 61％，其中欧洲地区高于 95％、美洲地区达到 92％、非洲地区仅为 17％。2016 年，东南亚地区的城市 PM2.5 浓度最高，达到 57.3$\mu g/m^3$；其次是东地中海地区（54.0$\mu g/m^3$）；美洲地区最低，仅为 13.4$\mu g/m^3$。

（三）生活方式

生活方式是指一系列日常活动的行为表现形式。有一些生活方式和习惯会引起健康损害，导致各种成年期慢性退行性病变，与肥胖、心脑血管疾病、早衰和肿瘤等的发生关系密切。主要的不良生活方式有吸烟、酗酒、缺乏运动锻炼、高盐及高脂饮食等。生活方式具有文化特性，在同一国家、同一地域或同一民族具有相似性。全球范围导致慢性非传染性疾病的重要不良生活方式是吸烟和酗酒。表 3－1 为 2016 年全球吸烟和饮酒情况。

表 3－1　2016 年全球吸烟和饮酒情况

	15 岁及以上人口人均纯酒精消费量（升）	15 岁及以上人口吸烟率（％）
低收入国家	3.8	11.4
中低收入国家	4.7	17.2
中高收入国家	7.0	23.1
高收入国家	9.8	24.1
全球	6.4	19.9

资料来源：世界卫生组织. 世界卫生统计（2019）[EB/OL]. https：// www. who. int/gho/publications/ world＿health＿statistics/en/.

第二节　社会经济与健康

一、全球经济发展概况

（一）经济发展概念

经济发展是指在经济增长的基础上，一个国家或一个地区经济结构和社会结构持续高级化的进程，经济发展也指人口素质、生活质量和生活方式不断提高的过程。其终极目标是人们幸福生活的最终实现。传统描述经济发展的指标包括国内生产总值（gross domestic product，GDP）、国民生产总值（gross national product，GNP）、人均 GDP、人均 GNP 等。这些指标体现的是一个国家或地区的综合经济实力。GDP 是指一个国家或地区在一定时期内（通常是 1 年），所生产的全部最终产品和提供劳务以货币形式表现的价值总量。国民总收入（gross national income，GNI），是指一个国家或地区所有常驻单位在一定时期内（年或季）所有收入初次分配的最终价值，是该国家或地区在一定时期内新生产出来的产品和服务的价值综合。而人均 GDP 或人均 GNP，则排除了人口数量的影响，便于不同国家或地区进行比较。

传统描述经济发展的指标主要从经济增长的角度，关注产品、劳务和财富数量上的增长。而经济发展的内涵十分丰富，还包括了经济结构的调整、资源环境的保护、人民福祉的增加等。20 世纪 70 年代，随着均衡发展理论、可持续发展理论的建立，关于经济发展的评价指标由单一走向多维。如 1990 年，联合国开发计划署提出了人类发展指数（human development index，HDI），并于 2000 年完善了该指标，制定了联合国 HDI 指标体系，包括基于 HDI 的新的综合指标，即不平等系数调整后的人类发展指数（inequality － adjusted human development Index，IHDI）、性别发展指数（gender development index，GDI）、性别不平等指数（gender inequality index，GII）和多维贫困指数（multidimensional poverty index，MPI）。在经济发展与人群健康关系的研究中，研究者仍普遍采用传统衡量指标。在全面衡量社会经济健康发展中，研究者则更多使用新的经济发展测量指标。

（二）全球经济发展特征

1. 全球经济呈现多极化发展趋势

全球产业价值链的国际分工推动了经济全球化。生产网络的全球化使得产品价值创造体系的各个环节分散于不同地区，这样可以促进各地经济的持续增长，也为发展中国家实现资本积累和技术进步、为产业结构的调整与升级提供了可能。经济全球化又推动了世界经济从单极结构向多极结构的发展。1980—2012 年，以 GDP 总量为标准的世界经济规模前十位和前五位的国家占全球经济的份额逐步下滑，前十位国家的份额下降了3.47 个百分点，前五位国家的份额下降了 3.42 个百分点。进入 21 世纪以来，新兴经济体及发展中国家投资占 GDP 的比重大约保持在 27%，大大超过了发达国家的比重（20.5%）。随着 GDP 增长率的提高和货币的实际增值，诸多新兴经济体国家的人均 GDP 将逐步接近发达国家水平，世界经济日趋多极化。

2. 全球经济水平差异显著

从经济总量看，全球财富集中在部分国家的总体格局并未改变。1970—2018 年，尽管高收入国家的 GDP 占全球经济的份额在下降，但在 2018 年其份额仍然达到 63.67%。在考虑人口因素的情况下，不同收入水平国家经济发展差距仍然巨大。低收入国家主要分布在非洲和南亚地区，高收入国家主要分布在欧洲、美洲、东亚地区。2018 年，东亚和太平洋地区人均 GNI 为 19328 美元，欧洲和中亚地区为 34705 美元，拉丁美洲和加勒比海地区为 16111 美元，中东和北非地区为 20680 美元，北美地区为 61753 美元，南亚地区为 7068 美元，撒哈拉以南非洲地区仅有 3812 美元。

3. 全球经济发展影响因素众多

过去 50 年，全球经济总量持续增长，目前仍呈现扩张态势。但全球经济发展仍面临众多风险，包括贸易政策改变、全球金融环境突然恶化、地缘政治局势的日益紧张。贸易壁垒增加已经成为当前全球经济面临的重要不确定性之一。如果主要经济体之间的贸易摩擦进一步升级，将对全球经济增长带来显著冲击。一些地区面临的地缘政治风险和政治不确定性也不容忽视。此外，气候变化仍然是人类健康及全球经济活动的主要威胁。

二、全球经济发展对健康的影响

(一) 全球经济发展促进人群健康水平提高

经济发展对人群健康水平的影响一般表现为：随着经济水平的提高，人群健康状况逐步提高。全球 GDP 由 1999 年的 32.529 万亿美元增加至 2017 年的 80.891 万亿美元，贫困人口（按每天 1.90 美元衡量）比例由 1999 年的 28.6% 下降至 2015 年的 9.9%。与此同时，全球出生期望寿命从 2000 年的 66.6 岁增加到 2016 年的 72.0 岁；2000—2015 年孕产妇死亡率下降了 37%；2000—2017 年，5 岁以下儿童死亡率下降了 49%。经济发展对居民健康的影响具体表现在：

1. 提高居民物质生活水平

全球经济发展，可以为人们提供充足的食物营养、良好的生活、足够的劳动条件和基本卫生设施。食物营养是首要的生存条件。食物供给的增长能够缓解饥荒危机、降低死亡率、提高人均寿命，进而带来人口的持续增长。食物消费和营养水平的提高能够避免营养缺乏导致的疾病，降低患病率。1961—2016 年全球谷物产量由 8.8 亿吨增至 28.5 亿吨，年均增长 2.17%。饥饿人口由 2003 年的 9.47 亿下降至 2018 年的 8.21 亿。但目前世界上仍有部分人口得不到充足的食物营养，这些地区的人们的健康水平低下。

2. 全面改善社会生活

社会经济水平的提高和社会财富的聚集有利于促进社会保障和法律体系的完善，促进科学、技术、教育、体育等社会事业的全面发展及和谐社会关系的建立，增加人们获得健康生活、提高生活质量的机会，从而提高人群健康水平。

3. 有利于增加健康投资

卫生事业的发展需要大量的资金投入，资金可被用于建立医疗卫生机构、添置与更新仪器设备、培养卫生技术人员、进行科学研究、开展疾病防治及提供医疗卫生保健服务等。卫生经费影响卫生事业发展，进而影响居民健康。研究资料表明，卫生经费占GDP 的比例、人均卫生经费都与居民健康相关。一般情况下，经济发展水平越高，卫生经费就越高。20 世纪下半叶以来，世界经济有较快发展，各国人均卫生经费都有较大提高，全球人均卫生支出由 2004 年的 777 美元增加至 2016 年的 1001 美元。

（二）全球经济发展不平衡导致健康不公平

全球经济水平的差异导致全球健康水平也出现巨大差异。2017 年，高收入国家和低收入国家女性期望寿命相差 18 岁，男性相差 17 岁；2017 年低收入国家婴儿死亡率是高收入国家的 9.8 倍；2015 年低收入国家孕产妇死亡率是高收入国家的 48.4 倍（表 3－2）。

表 3－2　不同收入水平国家健康状况

	期望寿命 （女性，2017 年）	期望寿命 （男性，2017 年）	婴儿死亡率 （‰，2017 年）	孕产妇死亡率 （1/10 万，2015 年）
高收入国家	83	78	5	10
中高等收入国家	78	73	12	41
中低等收入国家	70	66	37	260
低收入国家	65	61	49	484
世界	74	70	29	216

数据来源：世界银行数据库. http://data. world bank. org. cn/.

高收入国家的生产力水平高，科学技术先进，物质生活丰富；而低收入国家的许多人在衣、食、住、行及医疗保健等方面都存在较大的困难。

由于全球经济发展不平衡，各国投入社会发展的资金差距巨大。2015 年，高收入国家教育公共开支总额占 GDP 的比例达到 5.2%，而低收入国家为 3.5%。考虑到高收入国家与低收入国家经济总量的巨大差异，实际投入教育的额度差异更大。经济发展不平衡也导致健康投资的不平衡。表 3－3 显示了各地区在卫生投资方面的巨大差异。

表 3-3　全球卫生支出

	卫生支出占 GDP 比例（%）	人均卫生支出（美元）
非洲地区	5.9	103
美洲地区	7.5	1126
东南亚地区	4.0	96
欧洲地区	8.0	1990
东地中海地区	5.3	556
西太平洋地区	5.6	1358
全球	6.6	1001

资料来源：世界卫生组织. 世界卫生统计（2019）[EB/OL]. https：//www. who. int/gho/publications/world _ health _ statistics/en/.

（三）全球经济发展带来的其他健康相关问题

工业化带来了全球经济总量的增加，而工业化过程往往以牺牲环境为代价。工业经济以能源和自然资源消耗为基础。在制造社会财富的同时，大量的废水、废气、废渣被排放到自然环境中，形成环境污染。自然资源的快速消耗破坏了生态环境，水土流失、土地沙漠化、气候变暖等问题日益严重。生产活动改变了周围环境的正常状态和组成，破坏了生态平衡和人们正常的生活条件，从而对人体健康产生直接、间接或潜在的有害影响。目前，人类的生存环境仍在持续恶化。例如，人均可再生内陆淡水资源由 1962 年的 13364.624 立方米减少至 2014 年的 5932.194 立方米；人均二氧化碳排放量由 1960 年的 3.099 吨增加至 2014 年的 4.981 吨；森林面积由 1990 年的 4128.27 万平方公里减少至 2016 年的 3995.82 万平方公里；全球变暖速度加快；极端气候事件频发。

除此之外，经济发展带来物质文明高度发展，极大改变了人们的生活方式，也带来了与高热能膳食、低消耗有关的"富贵病"及与使用现代化设备有关的"文明病"（如网络成瘾）。节奏快、效率高、竞争激烈是现代生活的特征。网络生活的普及，人与人之间更加疏远，心理应激事件变多。社会经济发展也导致很多国家和地区的人口发展出现低出生率、低死亡率和低增长率的特征，老龄化速度加快，老龄化程度加重。如何实现健康老龄化成为老龄化程度较高的国家和地区面临的重要健康问题。

三、社会经济地位对健康的影响

（一）社会经济地位概述

1. 社会经济地位的概念

全球经济发展并不意味着全球居民能够同等享有经济发展的成果。事实上，即使在发达国家，全体社会成员对经济发展成果的享有程度也不同。这种不同体现在社会生活的方方面面，从而形成了社会分层。基于单一或多元的标准进行社会分层的结果通常称为社会经济地位（social economic status，SES）或社会阶层（social class），即 SES 指个人或群体在阶层社会中的位置。

2. 社会经济地位划分标准

SES 的划分标准依据社会资源，主要包括生产资料资源、收入资源、政治资源、职业资源、文化资源、社会关系资源、声望资源和人力资源等。每一类资源都可用相应的指标进行测量。教育往往被视作 SES 最基本的组成部分。它是衡量个体获取社会、心理和经济资源的能力，其对未来的就业机会和收入潜力影响巨大。收入和职业也是常用的指标。收入水平反映个体的消费能力、住房条件、营养状况和获取医疗保健资源的能力。职业反映了个体的社会声望、地位、权力、责任感、体力活动状况和健康风险等工作环境特征。社会声望是测量 SES 的主观指标，表达社会上的绝大多数人对某个人或某个群体的综合性价值评价，最常见的为职业声望，这是人们对客观职业地位的主观评价。除了用单一指标测量，人们也可将多个 SES 指标综合起来，以 SES 指数的形式进行综合测量。Duncan 综合职业声望、收入和教育等指标，建立回归方程，得到了社会经济地位指数（socioeconomic index，SEI），该指数得到了广泛的应用。

SES 可以划分为不同的类型。如在英国，研究者按职业将人们分为五个社会阶层。阶层Ⅰ是最高层，为重要职业和企业人员，如律师、医生等；阶层Ⅱ为较低职业和企业人员，如销售经理、教师等；阶层Ⅲ为技术工人，该阶层分为两类，Ⅲ$_N$类为非手工操作者，Ⅲ$_M$为手工操作者；阶层Ⅳ为半技术工人；阶层Ⅴ为非技术工人。

（二）社会经济地位对健康的作用

1. 社会经济地位与健康的关系

有关 SES 与健康的关系的研究始于 20 世纪中期。最开始人们关注贫困状况对健康的影响，提出了"阈值"模式。但此后的研究对这一结论提出了质疑。最有影响的是以英国公务员为研究对象的研究。该研究结果显示，随着公务员职业等级的提高，其健康状况得以改善，死亡率降低，呈现"梯度性"。后来，SES 与健康之间的"梯度性"结论得到西方发达国家的支持，即 SES 越高，健康水平越高。美国一项收入与期望寿命关系的研究显示，随着收入的提高，期望寿命增加，最贫穷的 1% 和最富裕的 1% 的期望寿命男性相差 14.6 岁、女性相差 10.1 岁。而且期望寿命之间的差距随着时间而增加，2001—2014 年，最富裕的 5% 男性和女性期望寿命分别增加了 2.34 岁和 2.91 岁，而最贫穷的 5% 男性和女性期望寿命分别只增加了 0.32 岁和 0.04 岁。发展中国家的研究也显现了 SES 与健康存在关系。一项来自斐济的研究显示，家庭财富增加 1%，失能的发生率降低 15%。

2. 社会经济地位对健康影响的作用机制

20 世纪 90 年代至今，学术界一直致力于研究 SES 对人群健康的影响途径。每一种作用途径在不同研究对象中导致的结果可能不完全一致，总体上看，SES 对健康影响的作用机制主要包括四个方面：

（1）环境机制：个人的 SES 不同，则其家庭环境条件不同，可获得的社会支持、卫生服务、医疗服务质量可能不同，其暴露于有害的生活和工作环境的机会也可能不同，从而产生不同的健康影响。Latour Perez 等的研究显示，患者的 SES 与其在医疗机构进行治疗时所患疾病的严重程度呈现负相关关系。

（2）生活方式机制：SES 与生活方式密切相关，膳食结构、体育活动、吸烟饮酒及卫生服务利用等行为可对健康产生影响。Cockerham 提出了健康生活方式再生产理论，用以解释 SES 与健康危险行为之间的关系。该理论认为社会结构（包括阶级结构、年龄、性别、种族或族群、集体和生活条件等）束缚了个体的生活机会，而社会化及个体经济影响了个人的生活选择，个体在生活机会和生活选择的相互作用下形成健康生活方式的行动倾向，进而形成生活方式行为。这些行为模式构成了健康生活方式，而这些生活方式的实践又会影响他们的行动倾向。大量研究支持该理论，即 SES 与人们的健康危险行为存在负相关关系。SES 越低的人群，发生健康危险行为的可能性越高，生活方式越不健康。SES 高的人群，其生活方式往往比较健康。

（3）社会心理机制：该机制主要通过压力、负面情绪、缺乏控制、负面期望和主观歧视等产生健康效用。低 SES 的群体可能更经常处于不利于自身发展的境遇中，从而带来健康损害。Wilkinson 认为，人们喜欢与 SES 高于自己的人进行生活和福利等方面的对比，这种对比很可能给低 SES 的群体带来"匮乏感"，形成负面情绪，累积心理压力，进而导致心血管疾病及抑郁等问题。

（4）社区邻里环境与上述因素交互作用的机制：社区的经济、就业、教育状况、安全等，使人们获得的社区资源和社区支持有所差异，人们获得的支持也受邻里行为影响。Mohmen 基于荷兰全国抽样调查数据的研究显示，SES 较高的人往往拥有良好的社区环境资本，这使得他们能够参与更多的体育活动，且吸烟的可能性更小。Warr 等的研究认为邻里之间的不良行为影响了人们的健康，不良行为主要包括酗酒、吸食毒品、危险驾驶行为等。

SES 影响一个人获得基本健康生活的机会。SES 越低的人群，越容易暴露于各种物理性、化学性、生物性、心理性危险因素，越容易有更多的不良生活方式。这一系列因素的联合作用，降低了低 SES 人群的健康状况。

此外，SES 对健康的影响具有累积效应，贯穿生命的全程。一个完整生命历程的 SES 通常由童年 SES 和成年后 SES 组成。幼年时期的经历可能会对健康产生持续一生的作用。有研究显示，生命早期是大脑发育的关键时期，生命早期神经损伤造成的低认知效率的问题会随着认知老化而逐渐严重。父母的受教育程度对子女的受教育程度有重大影响，可间接影响子女的认知功能。儿童时期的低 SES 的情况可限制教育机会，而教育机会又限制职业选择，从而对未来的收入产生不利影响，导致了持续存在的不平等。因此，研究 SES 与健康的关系，不仅要关注目前的 SES，也要追溯生命早期的 SES 对健康的影响。

总体上，研究分析 SES 的作用途径，有利于发现高危人群、提出有效的干预措施，为从根本上解决人群健康状况的不公平性提供依据。

第三节　社会文化与健康

一、文化概述

（一）文化的概念

文化的内涵丰富，外延广阔。为了便于理解，人们将文化分为广义和狭义两种概念。广义的文化指人类社会历史实践过程中所创造的物质财富和精神财富的总和，与文明相通。狭义的文化即精神文化，指人类精神财富的总和，包括思想意识、观念形态、宗教信仰、文学艺术、社会道德规范、法律、习俗、教育、科学技术和知识等。

文化的内容显示出文化是一个复合体。其一些方面是显性的，如教育、家庭结构和社会交往；另一些方面是隐性的，通常存在于人的潜意识中，如一个群体所具有的价值观和规范。某些人类学家更重视这些隐性的文化。有学者将文化定义为"人们诠释自己的体验并引导自己行动所依据的意义结构"。这种诠释和行动导向是建立在文化所传达的价值和规范的基础上的。价值观是一个社会中人们所共同持有的关于如何区分对错、好坏的观念，是决定社会目标和理想的普遍和抽象的观念。而规范是人们在特定环境下被要求如何行动、如何思考和如何体验的社会期望。习俗、禁忌、宗教教习、法律、法规和规定等都是规范的体现。全球文化呈现多样性，主要在价值观和规范方面体现差异。

（二）文化的功能

文化是在人类适应复杂生存环境的活动中创造出来的，反过来文化又在推动社会发展和人类进步中发挥重要作用。文化的功能主要包括以下几个方面。

1. 整合功能

整合功能指文化能够协调社会成员的行动。社会群体中不同的个体都是独特的行动者。他们基于自己的需要，根据对情景的判断和理解，采取行动。文化是他们之间沟通的中介，如果他们能够共享文化，那么他们就能够有效地沟通，消除隔阂，促成合作。

2. 导向功能

导向功能指文化可以为人们的行动提供方向和可供选择的方式。通过共享文化，行动者可以知道自己的何种行为在对方看来是适宜的、可以引起积极回应的，然后倾向于选择有效的行动。

3. 维持秩序

文化是人们以往共同生活经验的积累，是人们通过比较和选择后，普遍接受的东西。某种文化的形成和确立，就意味着某种价值观和行为规范的被认可和被遵从，这也意味着某种秩序的形成。只要这种文化在起作用，那么由这种文化所确立的社会秩序就会被维持下去。

4. 传续功能

人在社会化的过程中，不断学习和了解自身所处社会的文化。文化可以在社会化的过程中向新的世代流传，即下一代也认同、共享上一代的文化，文化就得以延续。

（三）文化的特点

1. 习得性

人们通过后天的习得过程获得文化，文化的习得就是文化的学习过程。人的观念、信仰、知识、价值观和习惯等都是后天学来的。

2. 共有性

文化是某一特定的群体所共同拥有的观点、意义和价值观。而该人群的行为模式受这些共有的观点、意义和价值观指导。现代人类社会有共同的文化认同，如自然科学知识。但不同的社会群体又有不同的文化认同，从而形成亚文化，如民族文化。

3. 适应性

文化的适应性指人们可以主动地使自己的文化与外界的自然环境、社会环境相协调，以获得文化生存与发展的机会。"入乡随俗"就是文化适应的形象表述。

4. 变迁性

文化的变迁性指在时间历程中，文化因为各种因素而发生变化甚至消失。文化的构成总在随着社会生活的方式的改变而发生某些改变。大多数情况下，文化的变化比较缓慢，文化内部倾向于保守，特别是在精神文化方面，人们不愿意放弃旧的、熟悉的价值观和风俗习惯，而采纳自己不熟悉的、新的价值观和风俗习惯。

5. 象征性

文化是用符号来表达的。符号是一群人认可的、能够表达某种含义的东西。其中重要的符号形式是语言和文字。人们通过学习符号体系，不断理解生存的环境，并不断丰富这一巨大的符号体系。

（四）文化的类型

文化可按不同的标准划分为不同的类型。以文化在社会中所处的地位来看，文化可分为主文化、亚文化、反文化和跨文化等。主文化包括以政权作基础、侧重权力关系的主导文化或在社会长期发展中形成的、强调占据文化整体的主要部分的主体文化，主文化也可以是对一个时期产生主要影响、代表主要趋势、表现当前的思想潮流和社会生活风尚的主流文化。亚文化是相对于主文化而言的，它所包含的价值观和行为方式有别于主文化，在权力关系上为从属地位，在文化整体里占据次要部分。反文化是一种在性质上与主导文化极端矛盾的亚文化。跨文化是指由于文化背景的变化所形成的文化现象。

以文化在社会中所起的作用来看，文化可分为智能文化、规范文化和思想文化等。智能文化包括生产知识和科学技术。规范文化包括社会制度、政治法律和伦理道德等。

思想文化包括思想意识、观念形态和宗教信仰等。

二、文化影响健康的途径和特点

（一）文化影响健康的途径

每个个体从生到死都处在特定文化体系中。文化因素涉及整个生命过程，可影响人们对健康和疾病的认知、个人卫生、营养、免疫、寻求医疗服务和养育子女等。总体上，科学技术、生产生活知识等智能文化主要通过影响人类的生活环境和劳动条件，作用于人群健康。随着科学技术的不断发展，人类物质条件日益丰富，生活环境不断向有利于人类健康的方向改善。但智能文化也可能对健康造成负面影响，比如增加精神紧张、促使健康危害行为形成等。社会制度、政治法律、伦理道德、风俗习惯、教育等规范文化主要通过支配人们的行为与生活方式影响人群健康。一些不良的道德规范和风俗习惯可能引导人们采取有损自身健康的行为，从而不利于健康。思想意识、观念形态、宗教信仰和文学艺术等思想文化主要通过干扰人们的心理过程和精神生活来影响人群健康。不同价值观念和思维方式使人们形成不同的个性和心理倾向，由此影响人们的精神生活、心理状态和生活方式。

（二）文化影响健康的特点

1. 无形性

文化所包含的价值观、信念、行为准则、思维方式和生活习惯等是以群体心理及氛围的形式存在的，对人们的行为产生潜移默化的影响。

2. 本源性

人们相似或相异的健康观、健康相关行为、对诊疗方法的选择倾向和关于健康的交流等都有其文化根源。

3. 稳定性

文化的传续功能决定了文化的相对稳定性，一代又一代人身上可体现出相同或相似的生活习惯、价值观念、性格倾向、兴趣爱好和民风民俗等。文化积淀越深，其稳定性越强。

4. 民族性

在评价文化因素对行为和健康的影响过程中，研究者要充分考虑不同地区和民族的文化差异。当人们从一个文化环境转入另一个文化环境时，语言、生活习惯、思维方式等的变化，可能引起身心健康的损害。

5. 变动性

文化的变动性可以引起人们的行为准则的变化。如对于美的理解，在以胖为美和以瘦为美的不同文化氛围中，人们对于体型的追求可能带来不同的健康问题。

三、全球健康中的重要文化因素

(一) 教育与全球健康

人类社会具有一定结构,人们从出生开始就学习并适应这种社会结构,这个过程称为社会化过程。教育就是人们社会化的过程和手段。因此,广义的教育指一切增进人们知识技能、身体健康及形成和改变人们思想意识的活动。狭义的教育仅指学校教育。从根本上讲,教育的基本职能可以归纳为两点:一是传授知识和技能,二是传播思想意识和社会行为规范。在教育与健康的研究中,"教育"一词通常指狭义的教育。

国内外很多研究显示,受教育程度与健康状况之间存在强相关关系。受教育程度越高的人群,健康状况越好。在全球范围内,不同区域人群的受教育程度和健康水平存在显著差异,受教育水平程度相对较高的美洲和欧洲地区,其人群的健康水平也较高。值得注意的是,全球受教育状况存在性别差异,女性低于男性(2017年女性成人识字率为82.6%、男性为89.8%)。同时,低收入国家女性的受教育水平更低。而女性受教育程度与人群健康,特别是儿童健康密切相关。因为在大部分家庭中,母亲主要负责儿童的健康。因此,母亲照料儿童的能力能够对儿童健康产生重要作用。教育能够增加女性的知识资本、社会资本和收入水平,提高女性行为选择的自由和女性资源分配与利用的效率。

教育对健康的作用过程十分复杂,主要通过以下途径:①教育影响人们生活方式的选择。Weber认为生活方式受到两个因素的影响和制约,即个人采取某种生活方式的意愿和个人获得特定生活方式的可能性。教育对这两个因素都会产生作用。故生活方式是以经济为基础,以文化为导向的。教育程度较高者,获得健康的意愿更强烈,获取健康知识的能力更强,更容易采取促进健康的行为,如不吸烟、不酗酒。②教育影响人们对卫生服务的利用。卫生服务的利用本质上是一种行为。教育程度高者,具有更强的健康意识,更能够主动寻求预防保健服务和医疗服务。③教育通过其他社会因素影响健康。最重要的就是影响人们的就业机会和收入。现代社会,个体受教育程度越高,其工作能力越强,获得就业的机会和劳动收入越多,利用社会资源的能力也越强,从而可以在生活中更多、更好地获得健康信息和服务,争取更高水平的健康。

(二) 风俗习惯与全球健康

风俗是特定区域的特定人群在长期日常生活中自然形成的、历代沿袭与传承的习惯性行为模式。风俗主要包括民族风俗、节日风俗和传统礼仪等。风俗习惯是一种规范文化,主要通过影响人们的日常生活活动和行为,影响人们的健康。风俗具有四个特征。

1. 广泛性

风俗与人们的生活广泛联系,贯穿于人们的衣、食、住、行等各个环节,表现在人们的一举一动中。它对行为和健康的影响是潜移默化的,却又是很强大的。

2. 地域性

风俗习惯属于传统文化,属于地区性亚文化范畴,不同的地区和民族具有不同的习俗。"百里不同风，千里不同俗"即反映了风俗因地而异的特点。

3. 约束性

虽然习俗对人们行为的控制是一种"软控制"，但习俗对人们的日常行为却有强大的约束力。习俗鼓励人们去担当一定的社会角色。习俗为每个准备成为社会成员的人提供了最基本的行为模式。个体在社会化过程中从俗，一是可获得生活乐趣，二是得到周围人们的接纳，即一定程度的社会认同。

4. 稳定性

习俗形成以后，便成为人们的"老规矩"。即使形成某个习俗的社会发生了变化，这一习俗也往往会长期地存在下去，流传多年而很少发生变化。这是因为习俗依靠世代传承，这种传承必定与人们的某种社会生产活动或某种心理需要相适应，所以有顽强的生命力。

由于习俗是人们在千百年的生活实践中逐渐形成的，因此包含了许多有利于健康的成分。比如我国人民长期以来遵从的优良习俗："黎明即起，洒扫庭除，要内外整洁"。

但也有部分风俗可对人的行为和健康产生负面影响。因为难以改变，现在我们仍可以见到一些以伤害身体为美的习俗。

（三）宗教与全球健康

宗教是人类处于自然压迫和社会压迫条件下产生和发展起来的信仰体系和实践体系，它以对超自然存在的信仰为根本特征，是支配人们日常生活的自然力量和社会力量在人们头脑中主观的反映，是以神的崇拜和神的旨意为核心的信仰和行为准则的总和。宗教具有两个基本属性：文化属性和制度属性。文化属性为人类追求的价值观提供了一定的框架，而制度属性则填充了具体的细节，形成隐性的非正式约束和规范机制。全球有世界性宗教，也有很多地区性或本土性宗教。宗教在人们认知和应对健康问题中起着不可忽视的作用。

宗教信仰影响人们对生命、健康和疾病的看法。每一个宗教都有自己所宣扬的思想。当个体生存受到不可控外力的威胁时，人们往往会转向宗教以寻求帮助。宗教应对是个体面临压力事件或情境时，对源自个体所信宗教的认知和行为技术的使用。宗教应对有积极和消极的两个维度。积极宗教应对多与较好的生理、心理状态相关，消极宗教应对多与较差的生理、心理状态相关。

（四）科技发展与全球健康

科技是科学与技术的简称。科学是人类在长期认识和改造世界的过程中所累积起来的认识世界事物的知识体系。技术是指人类根据生产实践经验和应用科学原理而发展形成的各种工艺操作、技能及物化的各种生产手段和物质装备。其中，医学技术发展对全球健康产生直接重大影响。医学科技涉及药物技术、生殖技术、生物医学工程技术、临床诊疗技术、疾病监测与干预技术、传统医药技术等。目前，全球发达国家都致力于健康领域的前沿科学技术发展，研发颠覆性技术，进行跨学科技术深度融合，这将逐步改变生命科学与医学的研究模式、疾病诊疗模式和健康产业结构。

医学科学的发展使人们对人类机体的构造和功能有了越来越深入的认识，也使人们对人与环境的关系有了全新的认识。一方面，在越来越微观的水平，人们认知机体的复杂构造，解读生命的来龙去脉。例如，基因工程及芯片技术的发明与运用，实现了大规模的基因测序，揭示基因的表达、调节和功能，进而帮助明确疾病的分子机制。另一方面，医学科学的发展也从系统和整体的角度使人们认识到人类是生物性和社会性的统一，是精神与躯体的统一，对人的研究应以生物－心理－社会医学模式为指导，全方位、立体化、多视角地研究生命和疾病过程。

医学科学和技术的发展让人类更多了解疾病发生的原因，获得预防、诊断和治疗疾病的方法，使威胁人类健康的疾病不断得到控制、人类生命的质量得到提高、人类生命的周期得以延长。但我们也应该认识到，目前的医疗技术，特别是基础医疗卫生服务技术在各地的覆盖率还存在差异，这在一定程度上造成了全球健康状况的差异。

（任晓晖）

【案例分析】

1912 年，客运轮船"泰坦尼克号"首次远航，途中因遭遇冰山，被冰山撞毁后沉入冰海。当时人们认为这艘巨轮不可能沉没，所以没有准备足够的救生艇，导致多人遇难。表 3－4 和表 3－5 显示了该事件的死亡情况。请对数据进行分析，并探讨在该事件中，社会因素影响死亡率的途径。

表 3－4　泰坦尼克号按经济地位与性别死亡情况

经济地位	接触风险人数			死亡人数		
	男	女	合计	男	女	合计
1（高）	180	145	325	118	4	122
2	179	106	285	154	13	167
3	510	196	706	422	106	528
其他	862	23	885	670	3	673
合计	1731	470	2201	1364	126	1490

资料来源：詹姆斯·A.特罗斯特，流行病与文化 ［M］.刘新建，刘新义，译. 济南：山东画报出版社，2008.

表 3-5　泰坦尼克号按经济地位与年龄死亡情况

经济地位	接触风险人数			死亡人数		
	成人	儿童	合计	成人	儿童	合计
1（高）	319	6	325	122	0	122
2	261	24	285	167	0	167
3	627	79	706	476	52	528
其他	885	0	885	673	0	673
合计	2092	109	2201	1438	52	1490

资料来源：詹姆斯·A.特罗斯特，流行病与文化［M］.刘新建，刘新义，译.济南：山东画报出版社，2008.

【参考资料】

［1］李宁秀.社会医学［M］.第2版.成都：四川大学出版社，2017.

［2］刘丹萍.社会·行为与健康［M］.成都：四川大学出版社，2019.

［3］A conceptual framework for action on the social determinants of health［EB/OL］.（2010-07-13）. https：//www. who. int/publications/i/item/9789241500852.

［4］用一代人时间弥合差距—针对健康问题社会决定因素采取行动以实现健康公平［EB/OL］. https：//www. who. int/publications/list/9789241563703/zh/.

［5］詹姆斯·A.特罗斯特.流行病与文化［M］.刘新建，刘新义，译.济南：山东画报出版社，2008.

［6］李鲁.社会医学［M］第5版.北京：人民卫生出版社，2017.

［7］张拓红，陈少贤.社会医学［M］.北京：北京大学医学出版社，2006.

［8］中国医疗保险研究会，中国劳动和社会保障科学研究院.部分国家（地区）最新医疗保障改革研究（2017年报告）［M］.北京：经济科学出版社，2018.

［9］鲁婧颉，臧旭恒.女性受教育程度对儿童健康的作用机制研究［J］.山东社会科学，2011，5：80-84.

［10］袁雁飞，王林，夏宏伟，等.将健康融入所有政策理论与国际经验［J］.中国健康教育，2015，31（1）：56-59.

［11］Chetty R，Stepner M，Abraham S，et al. The association between income and life expectancy in the United States，2001-2014［J］，JAMA，2016，315（16）：1750-1766.

［12］Adler N E，Ostrove J M. Socioeconomic status and health：what we know and what we don't［J］. Ann N Y Acad Sci，1999，896：3-15.

［13］原嫄，孙铁山，李国平.近五十年来全球经济地理格局的演化特征与趋势［J］.世界地理研究，2014，23（3）：12-21.

［14］施锦芳，戚洪亮.全球化下世界经济的新特征及新趋势［J］.东北亚学刊，2015（1）：33-38.

［15］张洁.语言扶贫视域下的儿童早期语言发展干预政策及实践［J］.云南师范大学学报（哲学社会科学版），2019，51（4）：40-48.

［16］朴英姬.非洲的可持续城市化挑战与因应之策［J］.区域与全球发展，2018（2）：155-156.

第四章　全球重点人群的疾病负担

【本章提要】

　　妇女、儿童和老年人是人口的重要组成部分，也是较脆弱的群体。妇女、儿童、老年人的疾病负担一直受到国际组织和各国政府的普遍关注，其健康状况已经成为国际公认的人类健康发展准则。因此本章将讨论全球儿童、妇女、老年人的疾病负担。

第一节　全球儿童疾病负担

　　儿童代表着未来，是世界发展的希望，确保儿童健康成长和发育应是所有社会关注的一个主要问题。联合国 2000 年千年发展目标的目标 4 要求在 1990—2015 年，将 5 岁以下儿童的死亡率降低 2/3；2015 年可持续发展目标的目标 3 要求到 2030 年，消除新生儿和 5 岁以下儿童可预防的死亡，各国和各地区争取将每 1000 例活产新生儿的死亡例数降至 12 例及以下，5 岁以下儿童每 1000 例活产的死亡例数降至 25 例及以下。

一、新生儿死亡

（一）死亡与分布

　　1990 年，5 岁以下的死亡儿童中近 40％为新生儿（新生儿指的是出生不满 28 天或新生儿期的婴儿），2017 年这一比例上升到 47％。2017 年全球有 250 万儿童死于生命的第 1 个月，即每天大约有 7000 名新生儿死亡。2017 年大约 100 万新生儿在最初的 24 小时内死亡，接下来 6 天内的死亡人数则接近 100 万。1990—2017 年全球新生儿死亡率的下降速度低于 5 岁以下儿童死亡率的下降速度：前者为 51％，后者为 62％。5 岁以下儿童死亡率最高的地区为撒哈拉以南非洲地区，在这个区域新生儿死亡人数占 5 岁以下儿童死亡人数的比例相对较低（37％）；5 岁以下儿童死亡率最低的欧洲区域，54％的 5 岁以下儿童死亡发生在新生儿期。

（二）主要死因

　　新生儿死亡与出生时缺乏优质护理、出生后的头几天缺乏熟练的护理和治疗有关。早产、产时相关并发症（出生窒息或出生时没有呼吸）、感染和出生缺陷是导致大多数新生儿死亡的原因。绝大多数的新生儿死亡发生在卫生保健服务获取率低下的国家和地区，这些新生儿中的多数因得不到熟练照护而死在家中。如果能在分娩时及生命第一周中提供已知有效的卫生措施，近 2/3 的新生儿可能避免死亡。

（三）预防策略

普及高质量的产前保健、分娩护理等医疗技术，提高母婴的产后保健及对瘦小和患病新生儿的护理水平，可以改善新生儿的生存和健康状况。在具备运转良好的助产士规划的环境中，提供由助产士主导的连续护理可以将早产率降低 24%。由助产士主导的连续护理是一种护理模式，其中一名助产士或一支助产士团队负责在怀孕、分娩和产后期间为同一名妇女提供护理，并在必要时帮助妇女寻求医疗支持。

住院分娩率正逐步提高，然而，部分母亲和新生儿在分娩后未按建议在助产机构逗留 24 小时（这是预防并发症的关键时期）。此外，过早出院可能导致服务获取困难和延误就诊。世界卫生组织建议在住院分娩机构或通过家庭访视进行四次产后保健，这是为新生儿及其家人提供服务的关键措施。

为进一步提高新生儿生存率并促进健康，世界卫生组织建议：①加强护理并相应做出投资，特别是在出生时和生命第一周，因为大多数新生儿在这段时间内死亡；②提高从怀孕到产后期的孕产妇和新生儿的护理质量，包括加强助产服务；③为瘦小和患病新生儿提供优质服务，包括加强新生儿护理；④根据全民健康覆盖原则，避免不公平现象，包括满足脆弱环境中新生儿的需求；⑤使母亲、家庭和社区有能力参与并要求优质的新生儿护理；⑥完善评估、规划、跟踪和问责制度，将每个新生儿和死产儿纳入统计。

【拓展阅读】

世界卫生组织推荐的新生儿基本护理策略

所有新生儿都应该获得：
- 保暖性保护（如促进母婴之间的皮肤接触）；
- 卫生的脐带和皮肤护理；
- 早期纯母乳喂养；
- 评估严重健康问题或需要额外护理的体征（如低出生体重，生病或母亲感染有人类免疫缺陷病毒（HIV）等）；
- 预防性治疗（如接种卡介疫苗和乙肝疫苗，补充维生素 K 和进行眼部预防等）。

新生儿家人：
- 必要时及时就医（危险迹象包括新生儿活动减少、呼吸困难、发烧、痉挛、抽搐或体温下降）；
- 进行出生登记；
- 根据国家或地区时间表为新生儿及时接种疫苗；
- 一些新生儿在住院期间和在家中需要额外的关注和护理，以尽量降低他们的健康风险。

低出生体重新生儿和早产新生儿：

• 如果家中有低出生体重的新生儿，应帮助家庭找到可以照护新生儿的医院或医疗设施；

• 更加注意对新生儿采取保暖措施，包括通过肌肤接触保暖，除非有医学上合理的理由延迟新生儿与母亲的接触；

• 帮助开始母乳喂养，例如帮母亲挤出母乳，然后用杯子或其他方式喂养新生儿；

• 格外注意卫生，尤其是洗手；

• 特别注意危险体征和护理需求；

• 为母乳喂养和监测生长提供额外支持。

患病新生儿：

• 应尽快在卫生保健机构或家中确定危险体征，并将新生儿转诊至适当的服务机构，进行进一步诊断和护理；

• 如果家中确认有患病新生儿，应帮助家庭找到可以照护新生儿的医院或医疗设施。

母亲感染有人类免疫缺陷病毒的新生儿：

• 为母亲和新生儿提供预防性抗反转录病毒治疗，以预防机会性感染。

• 对暴露于风险的新生儿进行人类免疫缺陷病毒检测和艾滋病治疗。

• 为母亲提供新生儿喂养方面的辅导和支持。社区卫生工作者应了解新生儿喂养方面的专业知识。许多感染人类免疫缺陷病毒的新生儿出生过早，更容易遭受感染。

二、5 岁以下儿童死亡

（一）死亡与分布

1990 年以来，全球在降低儿童死亡率方面取得了重大进展。全世界 5 岁以下儿童死亡人数从 1990 年的 1260 万人减至 2017 年的 540 万人，即每天死亡人数从 1990 年的 3.5 万下降到 1.5 万。1990 年以来，全球 5 岁以下儿童死亡率降低了 58%，从 1990 年的每千名活产 93 例死亡减至 2017 年的 39 例死亡。尽管在世界范围内，5 岁以下儿童死亡率在不断下降，但各国家和地区之间仍存在差距。撒哈拉以南非洲地区仍是世界上 5 岁以下儿童死亡率最高的地区：每 13 名儿童中有 1 人在 5 岁之前死亡。

（二）死因与防治

新生儿期结束到 5 岁的这个过程中，儿童的主要死亡原因是肺炎、腹泻、出生缺陷和疟疾。营养不良是潜在的影响因素，使儿童更容易患上严重疾病。1～5 岁儿童出现的大多数死亡由可以预防的疾病造成，这些疾病很容易得到治疗。就某些最为致命的儿童期疾病（如麻疹）而言，目前已经具备疫苗，及时完成免疫接种可以给儿童带来保护。

1. 急性呼吸道疾病

肺炎等急性呼吸道疾病是 5 岁以下儿童死亡的主要单一原因。儿童一旦患上了急性呼吸道疾病，他们即需要由受过专业培训的卫生保健提供者提供适当保健，包括获得抗生素和氧气。

2. 腹泻

保持纯母乳喂养、良好的个人卫生和环境卫生等措施可预防腹泻。当患有腹泻的儿童出现脱水时，应及时就医。

3. 疟疾

疟疾可以通过使用经杀虫剂处理的保护蚊帐加以预防，这些蚊帐可以防止蚊虫叮咬儿童。如果儿童受到叮咬并且染上了疟疾，快速且适当的医护至关重要。

4. 感染人类免疫缺陷病毒/艾滋病

携带人类免疫缺陷病毒的儿童中，90％以上是通过母婴传播获得的。抗反转录病毒药物及安全的生产和喂养措施能够使这类感染得到预防。为人类免疫缺陷病毒感染儿童提供抗反转录病毒治疗，可大大提高儿童的生存率和生活质量。如不加干预，超过一半的人类免疫缺陷病毒感染儿童将在 2 岁之前死去。

5. 营养不良

世界范围内，约有 2000 万名幼童患有严重营养不良，这使得他们更容易患病并过早死亡。营养不良儿童，尤其是那些存在严重急性营养不良的儿童，死于腹泻、肺炎和疟疾等常见儿童疾病的概率更高。营养相关因素对 5 岁以下儿童死亡的贡献率约为45％。母亲和其他照护者需要了解如何正确喂养孩子，防止出现营养问题。一旦孩子出现营养不良，至关重要的是提供适当保健。约 3/4 的营养不良儿童可以使用"即食治疗食物"进行治疗。这种高度强化的高能量食物可以为在家接受治疗的、年龄超过六个月的营养不良儿童提供充足营养。

五岁以下的儿童死亡者中，半数以上是由那些负担得起、简单的干预措施就能预防和治疗的疾病所致。

三、青少年疾病负担

青少年时期的健康和发展影响成年时期，并最终影响下一代的健康和发展。青少年时期的有效干预措施将使在儿童生存和早期发展方面取得的公共卫生成就变得可持续。同时，青少年时期的人群还有机会修正生命第一个十年中产生的问题。例如，在青少年时期采取干预措施可以减少儿童时期遭受的暴力、虐待或营养不良造成的长期负面影响。

（一）死亡与伤残

2012 年，全球估计共有 130 万青少年死亡，其中大部分死于可以预防或治疗的原因。男孩的死亡率高于女孩，高年龄组（15～19 岁）青少年的死亡率高于低年龄组（10～14 岁）青少年的死亡率。虽然造成青少年死亡的共同原因很多，但男孩死亡更多地与暴力有关，女孩则更多地与生育问题有关。一些传染病仍然是死亡的主要原因。但由于计划免疫的实施，由麻疹造成的青少年死亡和残疾的比例大幅下降。例如，非洲区域的麻疹死亡率从 2000 年至 2012 年下降了 90%。

2014 年世界卫生组织分析报告显示，青少年的主要死亡原因包括：道路交通伤害、感染人类免疫缺陷病毒/艾滋病、自杀、下呼吸道感染、暴力、腹泻病、溺水、脑膜炎、癫痫、内分泌疾病、血液和免疫系统疾病（图 4-1）。青少年患病和残疾的主要原因有：抑郁症、道路交通伤害、贫血、感染人类免疫缺陷病毒/艾滋病、自我伤害、背部和颈部疼痛、腹泻病、焦虑症、哮喘、下呼吸道感染（图 4-2）。目前，仍然有很多青少年死于已经成功控制的传染病。例如，腹泻和下呼吸道感染仍然是 10~14 岁青少年死亡的主要原因。精神卫生是另外一个正在上升的公共卫生问题。精神卫生问题在生命的第二个十年尤其突出。自杀是全球青少年死亡的主要原因，而抑郁症是患病和残疾的最重要原因。一半的精神疾患开始于 14 岁，但大多数病例没有得到识别和诊治，从而对一生的精神健康产生了重要影响。

2017 年，5~14 岁儿童的死亡概率为每千名 5~14 岁儿童中有 7.2 例死亡。该年龄组每天约有 2500 名儿童死亡。全球 5~9 岁儿童的死亡数占所有 5~14 岁儿童死亡人数的 61%。损伤（包括道路交通伤害、溺水、烧伤和跌落）是 5~14 岁儿童死亡和终身残疾的主要原因之一。大龄儿童和青少年的死亡模式反映了各年龄组的潜在风险状况。2012 年青少年的十大主要死因见图 4-1。2012 年青少年的十大主要死因丧失的伤残调整生命年见图 4-2。

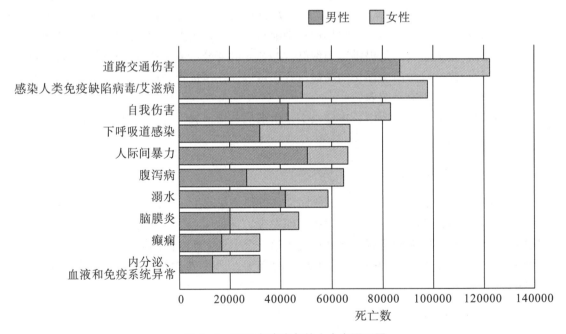

图 4-1　2012 年青少年的十大主要死因

资料来源：世界卫生组织. 世界青少年的健康——第二个十年的第二次机会. http://www.who.int/adolescent/second-decade.

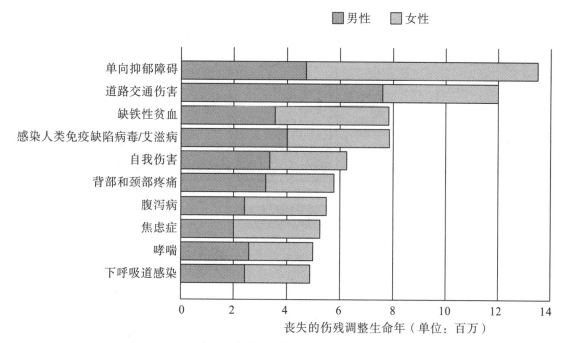

图 4-2　2012 年青少年的十大主要死因丧失的伤残调整生命年

资料来源：世界卫生组织. 世界青少年的健康——第二个十年的第二次机会. http：//www. who. int/adolescent/second-decade.

（二）全球干预措施

过去几十年，世界卫生组织一直支持青少年健康的证据收集、整合和行动。保护或损害青少年健康的因素众多，从生态模型的角度，各类因素可在不同层面产生影响。不同层面包括个人层面，如年龄、性别、知识、技能和被赋予的权利；人际层面，如家庭、朋友、老师、社会网络等是与青少年关系密切的层面；社区层面指的是社区价值观和行为准则、社区氛围、社会风气等。社区层面的机构包括给青少年提供服务和机会的组织，如学校和卫生机构；环境层面包括物理环境、社会环境、生物环境和媒介；更远端的层面则包括文化习惯和风俗、大众传媒和数字互动媒体、社会决定因素（包括资源、权力分配的政策和政治决定）、人权的行使等。世界卫生组织通过制定政策和设计支持工具，帮助应对青少年健康问题和改善青少年的健康相关行为。

世界卫生组织从十个方面提出了减少青少年人群疾病负担的干预措施，其中一些服务是专门针对青少年的，另外一些服务同时对其他人群也非常重要。这些干预措施反映了全生命视角：有些措施注重解决青少年的现有问题，如现有健康状况的管理；有些措施侧重预防青少年时期及以后容易发生的疾病，如解决慢性非传染性疾病的危险因素。减少青少年人群疾病负担的卫生服务构成和干预措施见图 4-3。

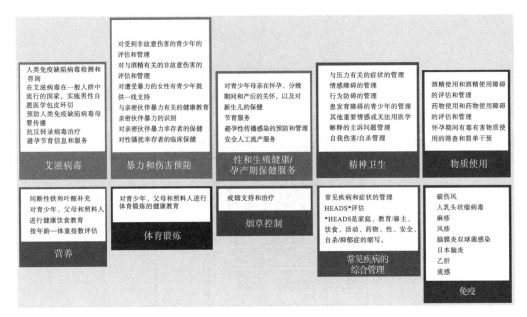

图4-3　减少青少年人群疾病负担的卫生服务构成和干预措施

资料来源：世界卫生组织. 世界青少年的健康——第二个十年的第二次机会. www. who. int/adolescent/second-decade.

（三）提升青少年卫生保健服务的全球行动

现有的卫生服务往往不能满足世界青少年（10~19岁）的需要。许多遭遇精神疾病、物质滥用、营养不良、故意伤害和慢性疾病问题的青少年无法获得关键的预防和关爱服务。但是我们应该认识到，许多具有终生健康影响的行为始于青少年时期，这些行为可能影响到未来的健康。为此，世界卫生组织和联合国艾滋病规划署制定了新的《全球青少年优质卫生保健服务标准》，该标准以各地的研究、全球卫生服务提供者及1000多名青少年的反馈为依据。全球标准附有一份实施和评价指南，概述了各地为加强青少年卫生保健可采取的具体步骤。这些标准提供了简单可行的步骤，旨在增进青少年的健康与福祉。

四、儿童疾病负担新重点

先天性异常、伤害、慢性呼吸道疾病、心脏病、癌症、糖尿病和肥胖等是全球儿童健康研究的新重点。每33名婴儿中就有1名先天性异常，每年可导致320万名儿童罹患与出生缺陷有关的残疾。影响儿童及其以后生活的非传染性疾病的全球负担在迅速上升，而许多风险因素是可以预防的。同样，全球超重儿童的人数从2000年的3100万人增加到了2015年的4200万人，儿童营养不良比例高的国家或地区，情况亦是如此。

【拓展阅读】

世界卫生组织儿童疾病综合管理

■ 背景

调查显示，许多患儿并没有得到卫生保健提供者的适当评估和治疗，他们的父母也没有得到充分的指导。低收入国家和地区的基层卫生机构，仅配有最低程度的诊断支持服务，如放射室和实验室服务等，或者根本就没有这些支持服务，并且药品和设备也经常匮乏。有限的仪器和设备加上不稳定的病人流动，使基层卫生机构的医生很少有机会进行复杂的临床操作。他们经常是依靠病历、体征和症状来决定治疗过程。这些因素使患儿难以得到高质量的保健。世界卫生组织和联合国儿童基金会通过制定名为"儿童疾病综合管理"（IMCI）的战略来应对这一挑战。

■ 什么是儿童疾病综合管理

儿童疾病综合管理是一项以全世界儿童的福祉为重点的儿童健康综合措施。儿童疾病综合管理的目标是减少 5 岁以下儿童的死亡、疾病和残疾，并促使他们更好地成长和发育。儿童疾病综合管理包括在家庭、社区及卫生机构实施的预防性和医疗性措施。该战略包括以下三部分主要内容：

- 提高卫生保健工作人员病例管理的技能。
- 改善整个卫生系统。
- 改善家庭和社区卫生做法。

在卫生机构中，儿童疾病综合管理战略使医生在门诊对儿童期疾病做出准确的确认，保证了对所有重大疾病的结合治疗，加强对照护者的咨询，并提高严重患儿的转诊速度。在家庭里，该战略使个体形成寻求适宜保健的行为，改善了营养和预防保健，使个体可以正确执行医嘱，进行相应的保健活动。

■ 为什么采取儿童疾病综合管理比采取单一病症措施更好

在很多国家和地区，接受治疗的儿童通常患有一种以上的病症，医生不能做出单一的诊断。儿童疾病综合管理是一项综合战略，它把致儿童于严重危险中的多种因素都考虑进来。该战略保证了儿童期重大疾病的结合治疗，强调了通过提高免疫和改善营养来预防疾病。

■ 儿童疾病综合管理是如何实施的

一个国家或地区引入和实施儿童疾病综合管理战略是一个分阶段的过程，要求在卫生规划和服务中做大量的协调工作。其主要的步骤是：

- 在国家或地区的卫生政策中采纳保障儿童卫生与发育的综合方法。
- 使儿童疾病综合管理的临床标准指导原则适应本国或本地区的需求、可获得的药品、政策、当地人口食用的食物和使用的语言。
- 卫生工作者在采用新方法对儿童进行检查和治疗、向父母提出有效建议前，应先进行培训，提高当地诊所的保健水准。
- 确保儿童可以获得足够的低费用药物和简单设备，以便能够提高保健水准。

- 针对患严重疾病而不能在诊所得到治疗的儿童，加强医院保健。
- 在社区建立预防疾病、帮助家庭关护患儿、在需要的时候把儿童送往诊所或医院的支持机制。

第二节　全球妇女疾病负担

一些社会文化因素妨碍了妇女从高质量的卫生服务工作中获益，使她们无法获得可能的最佳健康水准。因此妇女是全球健康的优先群体。

一、孕产妇死亡

（一）死亡与分布

联合国 2000 年千年发展目标的目标 5 要求，1990 年至 2015 年，孕产妇死亡率降低 3/4，到 2015 年实现普遍享有生殖保健；2015 年可持续发展目标的目标 3 要求到 2030 年，全球孕产妇每 10 万例活产的死亡率降至 70 人以下。

据估计，2015 年大概有 30.3 万名妇女在妊娠、分娩、分娩后死亡。这些死亡大都发生在资源相对匮乏的地区，而且大多数死亡是可以预防的。1990 年至 2015 年，全球孕产妇死亡率（即每 10 万例活产孕产妇死亡人数）每年只降低 2.3%。不过，2000 年以后，孕产妇死亡率出现了加速下降。2000 年至 2010 年，一些国家的孕产妇死亡年下降率超过 5.5%。

2015 年，发展中国家的孕产妇死亡率是每 10 万例活产中有 239 名孕产妇死亡，而发达国家则为每 10 万例中 12 人。各地差距很大，高收入妇女和低收入妇女之间、城乡妇女间的差距也很大。15 岁以下女性的孕产死亡风险最大，妊娠和分娩并发症是大多数发展中国家 15 岁以下女性死亡的主要原因。平均而言，发展中国家妇女怀孕率高于发达国家，她们一生当中因妊娠死亡的风险较高。

（二）死因与防治

孕产妇主要死于妊娠、分娩、分娩后的并发症。这些并发症大多是在妊娠期间获得的，且大多可预防或治愈。其他并发症可能在妊娠之前就有，但在妊娠期间恶化。导致孕产妇死亡的主要并发症有大出血（大都是产后出血）、感染（通常是在分娩后）、妊娠高血压（子痫前兆和子痫）、分娩并发症、不安全的人工流产。其他并发症由妊娠期间的疟疾、艾滋病等疾病引发或与之相关。

孕产妇死亡大多是可以预防的。因而所有妇女妊娠期间需要产前护理，分娩期间需要得到熟练医护，分娩后的数周内则需要医护支持。孕产妇健康与新生儿健康密切相关。所有分娩均应有熟练的卫生专业人员协助，因为及时的管理和治疗关系到母亲和婴儿的生死。分娩后大出血的妇女若无人照管，两个小时内便可能失去生命。分娩后立即注射催产素可有效地降低出血的危险。如果讲卫生、及时确认和对待感染的早期迹象，即可彻底预防分娩后感染。在惊厥（子痫）及其他危及生命的并发症发作前，卫生专业人员应发现并适当控制子痫前兆。施用硫酸镁等药物治疗子痫前兆可降低妇女罹患子痫的危险。为了避免孕产妇死亡，还必须防止意外怀孕和过早怀孕。

妨碍妇女在妊娠和分娩期间接受或寻求医护的其他因素有贫困、路途遥远、缺乏信息、服务不足、文化习俗。比如偏远地区的贫困妇女不太可能获得优质的卫生保健服务。2015年，低收入国家中仅有40％的孕妇做过四次产前检查。为了改善孕产妇健康，各级卫生系统应查明并消除限制获得优质孕产妇保健服务的障碍。

（三）世界卫生组织的策略

改善孕产妇健康是世界卫生组织的优先事项之一。世界卫生组织致力于通过增加研究证据、提供循证临床和规划指导、制定全球标准及为相关国家和地区提供技术支持，降低孕产妇死亡率。此外，世界卫生组织提倡收费低廉且有效的治疗方法，设计了卫生工作者培训材料和指导方针，支持各地实施政策和规划并监测进展情况。

2015年纽约联合国大会上，《妇女、儿童和青少年健康全球战略（2016—2030）》被推出。可持续发展目标指出该战略是2015年后议程的路线图，其目的是努力终结所有可预防的妇女、儿童和青少年死亡，并创造一个使这些人群不仅能生存而且能良好发展的环境，同时要让他们看到自己的环境、健康和福祉有了改善。作为这项全球战略和终结可预防的孕产妇死亡目标的一部分，世界卫生组织正在与各伙伴一同努力，它们的共同目标包括：①解决孕产妇和新生儿卫生保健服务获取和质量方面的不平等问题；②确保全民健康覆盖，提供全面的孕产妇和新生儿卫生保健服务；③处理导致孕产妇死亡、疾病和相关残疾的各种因素；④加强卫生系统，收集高质量的数据，以响应妇女和儿童的需求；⑤确保问责，以提高护理质量，促进公平。

2018年，世界卫生组织发布了新的建议，旨在为健康的孕妇制定全球护理标准，减少不必要的医疗干预。

二、全球妇女重大疾病及疾病负担

（一）宫颈癌

1. 宫颈癌疾病负担

宫颈癌是全世界妇女面临的常见癌症，在部分发达国家，已经建立的相关规划使得女性能够获得人乳头瘤病毒疫苗接种，妇女也可进行定期筛查。定期筛查可使癌前病变在较易治疗的阶段被发现。早期治疗可使这些国家80％的宫颈癌得到预防。在部分发展中国家，获得这些预防性措施的途径有限。通过有效干预，全球宫颈癌的高死亡率（年龄标化率：2018年为6.9/10万）可以得到降低。

2. 宫颈癌预防措施

2018年5月，世界卫生组织总干事发出了消除宫颈癌行动呼吁，建议各地携起手来，扩大以预防宫颈癌为目标的3种基本干预措施的获得性和覆盖面，3种措施即人乳头瘤病毒疫苗接种、筛查和治疗癌前病变、处理宫颈癌。

目前有三种疫苗可以提供针对人乳头瘤病毒 16 型和 18 型的保护。同时，鉴于只对 16 型和 18 型人乳头瘤病毒带来保护的疫苗也可能对其他可引起宫颈癌的不常见人乳头瘤病毒类型提供一定的交叉保护，世界卫生组织认为三种疫苗对于宫颈癌都具有良好的保护作用。其中两种疫苗还可对引起肛门生殖器疣的 6 型和 8 型人乳头瘤病毒形成保护。一些国家和地区已开始为男孩接种疫苗，理由是该疫苗也可以预防男性的部分生殖器癌症。由于疫苗接种是预防宫颈癌最为有效的公共卫生措施，因此世界卫生组织建议年龄在 9~14 岁的女孩接种疫苗。应该注意的是，接种人乳头瘤病毒疫苗不能代替宫颈癌筛查。

宫颈癌筛查包括在没有症状且可能感觉十分健康的女性中检查癌前不正常现象和癌症。通过筛查而发现的癌前病变，可能很容易施治，并可避免癌症的发生。通过筛查，医生还可在早期发现癌症，这时开展治疗就有较高的治愈可能。由于癌前病变发展到癌症需要很多年，建议自 30 岁起每位女性进行定期筛查（频次取决于所使用的筛查检测法）。对于携带人类免疫缺陷病毒的性活跃女性而言，她们应及早进行筛查。没有适当管理的筛查不符合道德规范。世界卫生组织目前推荐使用 3 种不同类型的筛查检测法：①人乳头瘤病毒检测，以发现高危类型的人乳头瘤病毒感染状况；②采用乙酸进行的目视检查（VIA）；③常规（Pap 涂片）检查和液基细胞学（LBC）检查。

关于癌前病变的治疗，世界卫生组织建议使用冷冻疗法或高频电波刀（LEEP）。

（二）乳腺癌

乳腺癌是全世界妇女目前面临的常见癌症。由于期望寿命的延长、城市化的加剧及生活方式的转变，该病的发病率在过去若干年一直不断上升。

目前，人们尚不完全了解乳腺癌的病因，因此疾病的早期发现仍然是乳腺癌控制工作的基石。早发现、早诊断、早治疗，乳腺癌得以治愈的可能性就很大。

乳腺癌导致的大多数的死亡发生在低收入和中等收入国家或地区，因为缺乏对早期发现疾病的认识及在获取卫生服务方面存有障碍，多数患有乳腺癌的女性在疾病晚期才得到诊断。

世界卫生组织鼓励将综合性乳腺癌控制规划作为国家癌症控制计划的组成部分加以实施。针对低收入和中等收入国家或地区，早期发现策略为：注意早期体征和症状，并在示范地区通过临床乳房检查进行乳腺癌筛查。乳房造影筛查的费用很高，只有在那些具有良好卫生基础设施并可负担长期规划的国家或地区才具有可行性。

【拓展阅读】

关于妇女儿童健康的 10 个事实

1. 男性吸烟的比例往往比女性高。但是，由于近年来烟草推销活动积极针对女性，致使部分国家或地区年轻女性的烟草使用率迅速上升。

2. 妇女和女童的性别脆弱性需要紧急关注。增加妇女和女童获取抗反转录病毒治疗、人类免疫缺陷病毒检测及各类关爱、治疗和支助服务（如宫颈癌筛查或 CD4 计数诊断）的机会，都要求制定针对妇女和女童的具体指标和基准。

3. 全世界 15%～71% 的妇女在其生命的某个时刻曾遭受亲密男性伴侣所施加的肉体或性暴力。这种虐待现象发生在各种社会和经济背景下，对妇女的健康造成严重后果，如损伤、意外怀孕、性传播感染、抑郁症和慢性病。

4. 一些研究显示，某些地区多达 1/5 的妇女在 15 岁之前受到性虐待。

5. 尽管早婚现象在减少，但仍有众多女性在 18 周岁之前结婚。早婚女性对性传播感染的风险往往缺乏认识。

6. 每年约有 1400 万青春期少女成为母亲。

7. 每天有 1600 名妇女和 1 万多名新生儿由于妊娠和分娩期间可预防的并发症死亡。

8. 经杀虫剂处理过的蚊帐可以减少孕妇及其孩子患疟疾的风险。妇女挣到一笔钱后，比男人更可能去为家人购买蚊帐。但是，蚊帐的使用通常与睡觉方式有关，而这些方式有时使妇女不能实际使用蚊帐。

9. 全世界每年死于慢性阻塞性肺疾病的 130 万妇女当中，50 万可归咎于做饭产生的室内烟雾。相比之下，每年死于慢性阻塞性肺疾病的男性中仅有约 12% 与室内烟雾有关。妊娠期间，如果发育中的胎儿接触这类有害污染物，可能导致低出生体重甚至死产。

10. 心脑血管疾病、癌症、糖尿病、抑郁症等疾病和药物滥用等问题，对全球各地的妇女都可产生影响。事实上，在高收入国家或地区的成年妇女中，约 80% 的死亡是由非传染性疾病造成的；而低收入国家或地区中，约有 25% 的成年妇女的死亡由非传染性疾病造成。

第三节　全球老年人疾病负担

人口老龄化是指总人口中年轻人口数减少、年长人口数增加，导致老年人口数比例相应增长的现象。目前国际上通常认为，当一个国家或地区 60 岁以上老年人口数占人口总数的 10% 或 65 岁以上老年人口数占人口总数的 7%，即意味着这个国家或地区处于老龄化社会。

一、全球老龄化形势

（一）全球老龄化

作为人类进入工业社会之后才出现的一种新的社会形态，老龄化首先出现在欧洲。随后，美国和日本也呈现出老龄化趋势。全球老龄化的发展呈现出范围扩大和程度加深的趋势，全球老龄化主要受到两大动力的驱动，即预期寿命的不断增长与生育率的不断降低。

（二）全球预期寿命变化

由于工业化与现代医学技术的发展，起初，在西欧工业化国家的人口预期寿命开始增长。随着第二次世界大战的结束，世界各地的公共卫生条件得到了极大的改善，人口健康水平普遍得到提高。

20世纪50年代初，全球人口规模为26.4亿，平均期望寿命仅46.5岁；20世纪70年代末，人口数增长到42.5亿，平均期望寿命提高至59.8岁；而在21世纪初，人口规模已达62.6亿，期望寿命也提高至65.4岁。从全球来看，世界人口期望寿命持续增长。

（三）全球生育率变化

1970年后，全世界许多国家与地区出现了生育率降低的趋势。其中非洲的总和生育率从1962年的6.67下降到2013年的4.45，大洋洲的总和生育率从1962年的6.14下降到2013年的3.01，拉丁美洲的总和生育率从1962年的5.96下降到2013年的2.29，北美洲的总和生育率从1962年的4.63下降到2013年的1.95，亚洲的总和生育率从1962年的6.16下降到2013年的2.45，欧洲的总和生育率从1962年的2.89下降到2013年的1.60。

二、人口老龄化对公共健康的影响

人口老龄化导致了慢性非传染性疾病负担的增加。

人口老龄化带来了流行病学转型，疾病负担逐渐从妇幼卫生问题、传染性疾病向慢性非传染性疾病转变。与年龄密切相关的疾病，如缺血性心脏病、癌症、脑卒中、关节炎和阿尔茨海默病等慢性非传染性疾病累及人口的绝对数字将持续增加。

在慢性非传染性疾病负担增加的同时，很多老年人同时罹患多种疾病。2011年，一项在7个高收入国家开展的研究显示，一半以上的老年人受到共患疾病的影响。但在苏格兰开展的一项大型研究发现，生活在最贫困地区的居民的共患疾病的发病时间较最富裕地区的提前10~15年，共患疾病的情况在SES较低的人群中也更普遍。共患疾病给老年人群带来了重大的影响。随着罹患慢性非传染性疾病数量的增加，老年人生活能力下降的风险也在加大。

由于老年人健康状况的变化与卫生保健需求的增加直接相关，所以卫生保健服务使用的增加可能会与年龄的增长存在关联。但老年人获取卫生服务的机会受到其社会经济状况的影响，一些最需要卫生服务的弱势老年人群难以获得相应的卫生服务。低收入和中下等收入的国家，许多老年人在获取卫生保健服务的过程中面临的最大障碍是卫生保健支出和交通问题。高收入国家中患有慢性非传染性疾病的老年人对卫生保健服务的利用常常高于未患慢性非传染性疾病的老年人。卫生保健服务的利用程度还随着共患疾病数目的增加而增加，患有慢性非传染性疾病的功能受限者的利用程度最高。

三、人口老龄化对养老服务的影响

随着人口老年期，特别是高龄期的延长，失能失智老人的绝对数量不断增加，养老服务在人、财、物等方面存在巨大缺口。养老机构及床位数量严重不足，同时提供养老服务的专业人员也存在巨大的缺口。而其中与护理相关的服务压力突出。

失能、住院及出院后的康复都需要护理。较早进入老龄化的国家和地区的家庭结构普遍趋于小型化，很大一部分老年人独居或与配偶共同居住，因而出现了"老人护理老人"的现象。而与子女共同居住的老人，也可能因为子女有工作而无法得到有效的护理。许多老年人转而选择住院护理或入住专业护理机构，而庞大的医疗费用和专业护理费用给老年人带来了巨大的经济负担。为了解决这一问题，目前部分国家已经探索建立了长期护理保险制度。

【拓展阅读】

日本长期护理保险

最近几十年，日本人口高龄化的进程迅速加快，日本政府于 1995 年提出了"关于创设护理保险制度"的议案，在 1997 年该议案获得立法通过，于 2000 年起正式实施。

日本长期护理保险的基本内容：

（1）参保对象。日本的长期护理保险不是全民覆盖，而是有年龄限制，只有 40 岁以上的人群才可以参加社会保障性的长期护理保险。而且日本还按照年龄，对参保对象进行了分类。其中，65 岁及以上者为第一类被保险人，这部分人年龄高、护理服务需求较大，当他们发生护理需要时，就能接受护理服务。40~65 岁的人是第二类被保险人，他们获得护理服务的条件相对严格，仅限于因《护理保险法》规定的 15 种特定疾病（如心脑血管疾病、帕金森病等）产生护理服务需求时，他们才能接受护理保险提供的护理服务。

（2）资金筹集。日本的长期护理保险的保费主要来源于个人缴纳和政府财政两个方面。财政承担了 50% 的资金来源。其中，中央政府承担 25%，各都道府县承担 12.5%，市町村地方政府承担 12.5%。

（3）保费支付。日本长期护理保险的受保障人在发生护理费用时，个人只承担很小的一部分，约占护理费用的 10%，其余 90% 都是由保险费和政府财政支付。而且低收入人群可向市町村地方政府申请免除 10% 的支付额，同时他们也可向中央政府申请加入政府补助计划，以完全或部分减免受护理人使用机构护理设施所产生的费用。日本长期护理保险的给付形式只有实物给付，即直接为被保险者提供护理服务，而不提供现金等其他方式。

2000—2016 年，该保险覆盖面由最初的 149 万人增加至 490 万人，65 岁及以上的老年人口受益比例达到 18% 左右。受益人数的增加也带动了护理相关产业的发展，居家护理服务机构的总量由 2000 年的 9833 家增加至 2014 年的 33911 家，其中营利性机构的市场份额占到了 65% 以上。

四、应对老龄化的国际行动

2000 年以来，以联合国及其下属机构为代表的国际机构通过了多个提议，提出了多个政策框架与理念。

2002 年 1 月，世界卫生组织出版了《积极老龄化：从论证到行动》的政策框架。该框架围绕"健康、参与、保障"三大维度，提出六组用于具体测量的指标体系。这六组指标的具体内容是：第一，健康和社会服务指标，用来测量和健康相关的社会保障制度的完善程度，具体包括促进健康和预防疾病的措施、卫生服务、长期护理、心理卫生保健的覆盖面及质量；第二，个人行为指标，用来测量老年人与健康有关的行为频率，具体包括老年人在吸烟、锻炼、饮食、口腔卫生、酒精、用药等方面的情况；第三，个人身心指标，用来测量影响老年人健康的身心因素，如生物因素、遗传因素、心理因素等；第四，物理环境指标，用来测量老年人健康生活所需物理环境的适宜度，如亲环境指数、住宅安全指数、防跌落指数、无污染指数等；第五，社会指标，用来测量社会对老年人进行社会参与的支持度，具体包括社会支持指标、消除暴力和虐待的程度、老年人教育水平等；第六，经济指标，用来测量企业和政府对老年人经济参与的支持度，具体包括老年人工资制度、老年人社会保障、老年人就业等。

在此基础上世界卫生组织进一步规定了卫生政策响应的四个必要组成部分：第一，预防和减少因过多失能、慢性病和过早死亡所导致的负担；第二，减少重大疾病的危险因素，增加整个生命过程中的健康保护因素；第三，建立可负担、可及、优质、连续和关爱老年人的卫生和社会服务体系，解决老年人的需求和权利问题；第四，为照护人员提供教育和培训。

2007 年，世界卫生组织通过对全球 33 个城市及其老年人口进行研究，提出了"老年友好城市和社区"（age-friendly cities and communities）理念，指出建设老年友好社区对居住和生活在社区中的老年人具有重要意义，是应对人口老龄化的有效途径。老年友好城市和社区建设理论源于健康城市和积极老龄化项目，其内涵可表述为：基于尊重和社会包容，借助战略和持续行动，通过优化社区的物理环境、社会环境及支持性的基础设施，以促进积极老龄化的过程。根据"老年友好城市指南"，老年友好社区建设涉及八大主题，即户外空间与建筑、交通、住房、社区支持与卫生保健服务、交流和信息、社会参与、尊重与社会包容、市民参与和就业。在老年友好城市和社区的理念提出后，不少城市都接受了该理念，并致力于推动全球老年友好城市的建设。

2016 年，世界卫生组织发布了《关于老龄化与健康的全球报告》。该报告诠释了健康老龄化的丰富内涵和政策导向，纠正了当前人们在人口老龄化与健康领域存在的偏见，倡导通过开展健康老龄化的综合性公共卫生行动，发展面向 21 世纪人口老龄化的应对战略新模式。

（赵莉）

【参考资料】

[1] 妇女、儿童和青少年健康全球战略（2016-2030）——生存、繁荣、变革［EB-OL］. https：//

www. who. int/maternal _ child _ adolescent/documents/women－deliver－global－strategy/zh/.

［2］ 世界青少年的健康：第二个十年的第二次机会 ［EB－OL］. https：// www. who. int/maternal _ child _ adolescent/topics/adolescence/second－decade/zh/.

［3］ Alkema L，Chou D，Hogan D，et al. Global，regional，and national levels and trends in maternal mortality between 1990 and 2015，with scenario－based projections to 2030：a systematic analysis by the UN Maternal Mortality Estimation Inter－Agency Group ［J］. Lancet，2016，387（10017）：462 －474.

［4］ Conde－Agudelo A，Belizán J M，Lammers C. Maternal－perinatal morbidity and mortality associated with adolescent pregnancy in Latin America：Cross－sectional study ［J］. Am J Obstet Gynecol，2004，192（2）：342－349.

［5］ Patton G C，Coffey C，Sawyer S M，et al. Global patterns of mortality in young people：a systematic analysis of population health data ［J］. Lancet，2009，374（9693）：881－892.

［6］ Say L，Chou D，Gemmill A，et al. Global causes of maternal death：A WHO systematic analysis ［J］. Lancet Glob Health，2014，2（6）：e323－e333.

［7］ Blencowe H，Cousens S，Jassir F B，et al. National，regional，and worldwide estimates of stillbirth rates in 2015，with trends from 2000：a systematic analysis ［J］. Lancet Glob Health，2016 ，4 （2）：e98－e108.

第五章　全球慢性非传染性疾病和精神疾病

【本章提要】

过去几十年，由于社会经济的发展，除了部分极度贫困国家与区域，传染病在大多数国家已经得到有效控制。目前大部分国家正在面临慢性非传染性疾病、精神疾病的新问题，因此本章将讨论全球慢性非传染性疾病及全球精神健康等问题。

第一节　慢性非传染性疾病

一、全球慢性非传染性疾病现状

根据世界卫生组织 2018 年的统计数据，在 2016 年全球 5690 万例死亡中，54％的死亡由 10 个原因导致。缺血性心脏病和中风位居前两位，2016 年共造成 1520 万例死亡。在 2016 年全球十大死因中，慢性非传染性疾病与伤害占了 7 位。

下呼吸道感染仍然是波及范围较广的传染病，2016 年在全世界造成 300 万人死亡。而感染人类免疫缺陷病毒/艾滋病不再是世界十大死因之一，2016 年其造成的死亡人数为 100 万人，而 2000 年为 150 万人。

从国家收入组别来看，2016 年，低收入国家的一半以上的死亡由"第一类"疾病造成，其中包括传染病、妊娠和分娩期间出现的病症及营养缺陷症等。相比之下，高收入国家中由这些原因造成的死亡人数占总死亡人数的比例不足 7％。

高收入国家人群的 10 个主要死亡原因中有 9 个是慢性非传染性疾病。然而，就绝对死亡人数而言，全球 78％的慢性非传染性疾病死亡发生在低收入和中等收入国家。

二、全球慢性非传染性疾病患病率增长的原因

根据世界卫生组织的数据，2000—2016 年，中低收入国家的慢性非传染性疾病患病率呈现不断上升的趋势，其主要如下：

（一）传染病防控降低了死亡率

根据世界卫生组织的数据，我们可以看出传染性疾病与贫困的关系。在贫穷国家和地区，尚不能有效控制传染病的原因在于经济发展程度低、不能有效地组织社会资源控制传染病。过去几十年，一些发展中国家政治稳定、经济发展迅速，政府能有效地投入

资源进行传染病防控。因此，目前除了部分低收入国家和地区，传染性疾病一般都得到了较好的控制。

（二）城市化与生活方式的转变

过去几十年，发展中国家的城市化水平不断提高。根据联合国发布的《2018年版世界城镇化展望》，2018年全世界有55%的人口居住在城市。而在1950年，全世界只有30%的人口居住在城市。预计到2050年，全世界将有68%的人口居住在城市。城市化可以通过提高医疗服务的可获得性与可及性、提升居民收入水平、提供更多的健康信息和更好的教育，改善居民整体健康状况。但同时，城市化过程导致了人类活动、膳食和社会结构模式的改变，这对慢性非传染性疾病（如肥胖、糖尿病、心脑血管疾病）产生了重要的影响。

城市化显著增加了超重和肥胖的概率；城市化与糖尿病患病、缺乏体力活动、体质量指数（body mass index，BMI）过高有关。在较高的城市化水平下，在城市环境居住时间越长，糖尿病、高血压和超重越普遍。不仅如此，城市化还导致了膳食模式的重大转变，人们更趋于高糖、高脂和高热量饮食。随着谷物产量的增加，全世界人均肉食消费量不断增加。1990—2013年，世界肉类消费总量由17540.4万吨增至30241.1万吨，增幅高达72.4%，年均增长率为2.4%；世界人均年消费量从33.4公斤增长到43.2公斤，增长幅度为29.34%，年均增长率为1.1%。膳食的变化对肥胖的影响非常明显，从20世纪70年代开始，全世界出现了非常明显的肥胖趋势。

【拓展阅读】

1975—2016年全球肥胖数据

根据2017年《柳叶刀》杂志的数据，1975—2016年，随着经济的快速发展，大多数人可以实现温饱，但肥胖问题也越来越显著。

1975年，全球5~19岁女孩的BMI平均值为17.2kg/m²，5~19男孩为16.8 kg/m²。到2016年，女孩平均BMI达到了18.6 kg/m²，男孩的平均BMI为18.5 kg/m²。而在成年人（19岁以上）中，平均BMI为男性24.5 kg/m²、女性24.8 kg/m²。

2000年以后，东南亚所有年龄段，不分性别，BMI都呈现加速增长趋势。2016年，平均BMI最低的地区是南亚和东非。

全球范围内女孩的肥胖率从1975年的0.7%上升到了2016年的5.6%，而男孩则从0.9%上升到了7.8%。1975—2016年，每个国家的肥胖患病率都有所增加。肥胖的女孩数量从1975年的500万上升到2016年的5000万，而肥胖的男孩数量从600万上升到了7600万。

全世界肥胖成年妇女人数从1975年的6900万人增加到2016年的3.9亿人，而肥胖的成年男性人数从1975年的3100万增加到2016年的2.8亿。另外还有2.13亿儿童、青少年和13亿成年人处于超重状态。

三、全球慢性非传染性病对发展中国家的挑战

慢性病病程长，需要长期的医疗服务，因此政府部门需要投入更多的资源，相关的投入既包括相关医疗软硬件的投入，也包括建立适合慢性病特点的医疗保险体系。但部分发展中国家非传染性的专业医疗技术人员匮乏，医疗资源不足、分布不均，医疗保险不完善，因此患者不能获得相应的医疗服务，而耽误了疾病的治疗。同时，许多慢性病需要长时间的照护，因此给患者家庭带来了沉重的负担。

四、世界卫生组织有关全球慢性非传染性病防控的政策

为了应对慢性病患病率、死亡率不断上升及高昂的医疗费用给社会经济带来严重的负担等问题，联合国、世界卫生组织先后制定了一系列的防控策略。1978 年以来，全球慢性病防控相关政策与策略按不同发展时期的特征，可以分为以下三个阶段。

（一）发展初级卫生保健、形成健康促进理论为起点的阶段（1978—1996 年）

1978 年，世界卫生组织召开国际初级卫生保健大会，发表了著名的《阿拉木图宣言》，提出"2000 年人人享有卫生保健"，并在全球范围发起公共卫生运动。1986 年，第一届健康促进国际会议在加拿大渥太华召开，该会议发布了具有里程碑意义的《渥太华宪章》，并首次提出健康促进的概念。健康促进以健康教育为手段，改变人们的不良行为，通过政府部门、社会组织、社区和居民等广泛参与，促进以保障人民健康为中心的公共政策的实施，创建、促进和维护健康的环境。

（二）预防慢性病、控制共同危险因素、发展全球防控战略为主导的阶段（1997—2010 年）

1997 年，针对因慢性病死亡的人口数所占比例不断增高的严峻形势，世界卫生组织将该年的年度报告的主题重点放在慢性病上，提出了控制慢性病的重点是预防，把吸烟、有害饮酒、饮食不合理、体力活动不足作为主要干预内容。2000 年，第 53 届世界卫生大会通过了防控慢性病全球策略（WHA53.17 号决议），确定了控制慢性病全球策略是监测、健康促进和加强卫生保健。2005 年，世界卫生组织发布了《预防慢性病：一项至关重要的投资》报告，明确提出 80％的慢性病死亡发生在低收入和中等收入国家，最贫穷国家受危害最大。为落实全球战略，2000—2007 年，世界卫生组织制定了针对慢性病的各种危险因素的战略、框架和行动计划，其中包括《烟草控制框架公约》等。

（三）强调慢性病防控的政府职责、推进全球可持续发展目标为主导的阶段（2011 年至今）

2011 年 9 月，第 66 届联合国大会召开预防和控制非传染性疾病高级别会议，这是艾滋病防控会议后，联合国历史上第二次就健康问题举行的高级别会议。会议提出，预

防工作必须是全球防治慢性病对策的基石。

世界卫生大会于 2013 年通过了《2013—2020 年预防控制非传染性疾病全球行动计划草案》。该行动计划的重点是心血管疾病、癌症、慢性呼吸系统疾病和糖尿病 4 类发病率和死亡率较高的非传染性疾病。该草案设定了这 4 类疾病过早死亡风险降低 25% 等九大自愿性全球目标，具体内容见扩展阅读。

【扩展阅读】

目标 1：心血管疾病、癌症、糖尿病或慢性呼吸系统疾病所致过早死亡率相对降低 25%。

目标 2：根据本国国情，降低有害使用酒精流行率至少 10%。

目标 3：身体活动不足流行率相对减少 10%。

目标 4：人群平均食盐摄入率（钠摄入量）相对减少 30%。

目标 5：15 岁以上人群，目前烟草使用流行率相对减少 30%。

目标 6：血压升高发生率相对减少 25%，或遏制血压升高发生率。

目标 7：遏制糖尿病和肥胖的上升趋势。

目标 8：至少 50% 的符合条件者接受预防心脏病发作和脑卒中的药物治疗及咨询（包括控制血糖）。

目标 9：80% 的公立和私营医疗卫生机构提供经济可负担的、治疗主要非传染性疾病所需的基本技术和基本药物，包括非专利药物。

第二节　精神疾病

世界卫生组织关于健康的定义是"健康不仅是没有疾病，而是生理、心理及社会适应能力的全面完好状态"，精神卫生是健康不可或缺的重要组成部分。根据世界卫生组织的定义，精神卫生的概念是指一种健康状态，在这种状态中，每个人能够利用自己的能力，应付正常的生活压力，能够有成效地从事工作，并能够对其社区做出贡献。

社会、心理和生物方面的多重因素决定着人们的精神卫生状况。

一、精神疾病的危害

（一）精神疾病患者容易遭受残疾与过早死亡

抑郁症是世界各地的首要致残原因，它是导致全球疾病负担的一个重大因素。精神疾病患者出现早死的可能性更大。对多国研究进行系统性回顾，结果表明精神分裂症和抑郁症患者总体过早死亡的风险分别比普通人群高 1.6 倍和 1.4 倍。

（二）精神疾病与慢性病产生相互影响

有证据显示，抑郁症使人易患心肌梗死和糖尿病，而这两者都会相应地提高发生抑郁症的可能性。许多高危因素，如 SES 低、饮酒和压力等，都是精神疾病和其他慢性病共有的。同时发生精神疾病和药物滥用的情况也非常普遍。

（三）精神疾病患者常常使个人和家庭承受照护和经济压力

与一般人相比，精神疾病患者在就业上处于不利地位，使得精神疾病患者容易处于边缘化和脆弱性的状态。而对于重症精神疾病患者，患者家庭在照护与经济上都有着巨大的压力。

二、全球关注的主要精神卫生问题

（一）抑郁症

根据世界卫生组织 2018 年的数据，全球有超过 3 亿名的抑郁症患者。抑郁症不同于通常的情绪波动或对日常生活中的挑战产生的短暂情绪反应。长期的中度或重度抑郁症可能成为一个严重的疾患。患者可能受到极大影响，在工作、学校和家庭中表现不佳。最严重时，抑郁症可引起自杀。

抑郁症是社会、心理和生理因素相互作用的结果。在生活中遇到不利事件（如失业、丧亲、心理创伤）的人更易罹患抑郁症。抑郁症可导致更大的压力和功能障碍，影响患者的生活。抑郁症与身体健康状况相互关联。例如，心血管疾病可导致抑郁症。

事实证明，开展预防规划可以降低抑郁症患病率。社区可为预防抑郁症采取有效措施，包括在学校开展增强儿童和青少年积极思考方式的活动。针对有行为问题的儿童的父母，采取干预措施可以减轻父母的抑郁症状，并改善其子女的行为。开展老人体育运动规划也可以有效预防抑郁症。

虽然对抑郁症已有一些治疗办法，但目前全球只有不足一半的患者正在接受有效治疗，在一些发展中国家，仅有不到 10% 的患者接受治疗。影响有效治疗的因素有：缺乏资源，缺乏训练有素的卫生保健人员，社会对精神疾病患者的歧视等。

（二）自杀

世界卫生组织的数据显示，每年有近 80 万人自杀身亡。自杀是影响家人、社区和整个社会的悲剧，对死者亲友可造成持久的影响。自杀可发生在生命周期的各个阶段。2016 年，自杀是全球 15～29 岁年龄组中的第二大死亡原因。自杀是一个全球现象。2016 年，低收入和中等收入国家的自杀人数占全球自杀人数的 79% 以上。相对于自杀死亡，每年自杀未遂的人数更多。

一般而言，男性死于自杀的数量要多于女性。50 岁及以上的男性尤其容易受到影响。在低收入和中等收入国家，年轻成人和老龄妇女的自杀率比高收入国家的相应人群的自杀率高。

服用农药和使用枪支是全球范围内较为常见的自杀方式，限制自杀工具的易得性是自杀预防工作的一个关键因素。其他一些有效措施包括媒体避免使用敏感化的语言及避免对使用方法进行详细描述等。同时，卫生工作者在社区应尽早发现精神和物质使用障碍问题，并进行处理。

三、全世界卫生体系应对精神卫生的能力现状

目前全世界的卫生系统尚未对精神疾病负担做出充分反应，因此治疗需求与治疗提供之间的差距很大。在低收入和中等收入国家，76%～85%的严重精神疾病患者不能获得任何治疗；在高收入国家有 35%～50%的患者不能获得治疗。

精神疾病的基础药物在初级卫生保健中的可得性明显较低（与传染病及其他非传染性疾病的药物供应相比），而且因为缺少具有适当处方权的合格卫生工作者，这些药物的使用受到限制。此外，部分地区也缺少非药物方法及经过培训可提供这些干预措施的人员。这些因素对适当照护众多精神疾病患者产生了重大障碍。

四、世界卫生组织应对全球精神卫生问题的举措

2012 年 5 月，第 65 届世界卫生大会通过了 WHA65.4 号决议，主题为精神疾患的全球负担及国家层面的卫生和社会部门进行综合性协调应对的需求，大会制定了全球《2013—2020 年精神卫生综合行动计划》。该行动计划提出了加强精神卫生的六项原则：

第一，全民健康覆盖：无论其年龄、性别、SES、种族、民族、性倾向等，根据公平性的原则，精神疾病患者应当在不造成贫穷风险的情况下获得必要的卫生和社会服务，使他们能够实现康复。

第二，人权：精神卫生战略、行动和治疗、预防和促进的干预措施必须符合《残疾人权利公约》等相关规定。

第三，以证据为基础：精神卫生战略、行动和治疗、预防和促进的干预措施需要以科学依据和/或最佳做法为基础，并考虑文化风俗。

第四，生命全程方法：精神卫生政策、计划和服务需要考虑婴儿期、儿童期、青春期、成年期和老年期等生命过程中各阶段的卫生和社会需求。

第五，多部门协作：综合性和协调性的精神卫生应对措施的实施需要众多相关部门形成伙伴关系，根据国情，相关部门可酌情包括卫生、教育、就业、司法、住房、社会及其他相关部门等。

第六，赋权于精神障碍和社会心理残疾患者：应当赋权于精神障碍和社会心理残疾患者，并使他们参与精神卫生倡导、政策、计划、立法、服务提供、监测、研究和评价。

该行动计划提出了到 2020 年，精神健康要达到的全球具体目标：

全球具体目标 1.1：到 2020 年 80%的国家根据国际和区域人权文书制定和更新精神卫生政策/计划。

全球具体目标 1.2：到 2020 年 50%的国家根据国际和区域人权文书制定和更新精神卫生法律。

全球具体目标 2：到 2020 年严重精神疾病患者的服务覆盖面增加 20%。

全球具体目标 3.1：到 2020 年 80%的国家至少具有两个正常运行的国家多部门参与的精神卫生促进和预防规划。

全球具体目标 3.2：各国的自杀率下降 10％。

全球具体目标 4：80％的国家每两年定期通过其国家卫生和社会信息系统，收集和报告至少一套精神卫生核心指标。

（杨洋）

【参考资料】

［1］NCD Risk Factor Collaboration（NCD － RisC）. Worldwide trends in body － mass index, underweight, overweight, and obesity from 1975 to 2016：a pooled analysis of 2416 population － based measurement studies in 128. 9 million children, adolescents, and adults ［J］. Lancet，2017，390（10113）：2627－2642.

［2］World Population Ageing 2015（ST/ESA/SER. A/390）　［R］. United Nations，Department of Economic and Social Affairs，Population Division（2015）.

［3］World Urbanization Prospects：The 2018 Revision（ST/ESA/SER. A/420）［R］. United Nations，Department of Economic and Social Affairs，Population Division（2019）.

［4］Comprehensive mental health action plan 2013—2020—2030［EB/OL］. https：// www. who. int/ mental _ health/action _ plan _ 2013/en/.

［5］Global action plan for the prevention and control of noncommunicable diseases 2013－2020［EB/OL］. https：// www. who. int/nmh/publications/ncd－action－plan/en/.

第六章　全球传染性疾病

【本章提要】

　　传染性疾病一直威胁着人类健康。19世纪末，伴随着生物医学的发展，人们开始采取抗生素、免疫接种、消毒、杀虫、灭鼠等社会卫生措施，传染性疾病对人类的危害逐渐降低，但其威胁仍然存在。2016年，传染性疾病负担占全球疾病负担的27.9%。

　　在不发达国家和地区，传染性疾病仍是最主要的健康威胁。此外，由于生物、社会及环境因素的变化，新发或再发传染性疾病不断出现。因此，传染性疾病的预防与控制仍是全球健康的重要议题。本章介绍了传统的传染性疾病、被忽视的热带传染性疾病和新发传染性疾病的全球流行情况和控制措施、全球控制传染性疾病的政策与行动。

第一节　传统的传染性疾病

一、概述

　　传染性疾病（简称传染病）是由病原体引起的，能在人与人、动物与动物、人与动物之间相互传播的多种疾病的总称。传统的传染病是相对于新发传染病而言的，并没有明确的定义，我们可以将其理解为在地球上存在时间比较长的传染病。根据病变部位及传播特点，传染病可以分为呼吸道传染病（如肺结核病）、消化道传染病（如细菌性痢疾）、血液传染病（如乙型肝炎）、虫媒传染病（如鼠疫）及体表传染病（如破伤风）等。传染病也可根据病原体分类。对人类有致病性的病原生物大约有500种，主要是微生物和寄生虫，新近发现的朊粒（一种蛋白质颗粒）也可作为病原体。微生物种类繁多，包括病毒（如流行性感冒）、衣原体（如肺炎衣原体感染）、立克次体（如流行性斑疹伤寒）、支原体（如支原体肺炎）、细菌（如猩红热）、螺旋体（如钩端螺旋体病）及真菌（如新型隐球菌病）。寄生虫有原虫（如阿米巴病）、蠕虫和体外寄生虫。病原体侵入宿主机体后的致病情况，取决于病原体的特征、数量、入侵的门户及在机体内的定位。病原体在与环境相互不断地发生作用的过程中能够发生变异，如抗原性变异、耐药性变异和毒力变异。病原体变异后，宿主对其的特异性免疫力失去作用或有效的药物失去作用，疾病可能发生流行。

　　传染病在人群中的传播需要具备传染源、传播途径和易感人群三个基本条件。传染源有患者、病原携带者和受感染的动物，其中患者是最主要的传染源。传播途径多种多样，包括经空气传播、经水传播、经食物传播、经接触传播、经媒介节肢动物传播、经土壤传播等。一种传染病可有一种传播途径，也可有多种传播途径。如流行性感冒主要经空气飞沫传播，而细菌性感染性腹泻可经饮用水、食物、日常生活接触与苍蝇传播。人群的易感性是影响传染病流行的一个重要因素。如果人群中有足够的免疫个体，可形成免疫屏障，使易感者感染的概率大大降低，从而阻断传染病的流行。

传染病的流行与人类生产方式的变化有关。人类从采集和狩猎时代进入农耕时代后，开始饲养动物，人类与活的动物的接触日益密切，动物体内的病原体逐渐传给人类。随着人口迁徙和战争，疾病传播到全世界。有记载的烈性传染病的流行，都给人类带来巨大灾难，甚至改变历史进程。

时至今日，除了天花已被人类彻底消灭，其他传统的传染病仍在威胁人类健康。表6-1显示了部分传统传染病的疾病负担。本节以结核病（Tuberculosis，TB）和疟疾（Malaria）为例，介绍传统传染病的全球流行和防控情况。

表6-1 部分传统传染病疾病负担（DALYs，千）

传染病	1990 年	2006 年	2016 年
下呼吸道感染	202365.5	131015.4	91844.6
腹泻疾病	175168.6	113944.8	74414.6
麻疹	76350.8	20794.3	5724.8
脑膜炎	30239.3	24957.4	21865.9
破伤风	24893.6	6340.9	2366.6
性病（不包括艾滋病）	16447.6	15145.5	12016.0
肠道传染病	15662.6	12822.7	10601.7
百日咳	14651.2	9778.0	6249.9
脑炎	7918.4	7380.9	6704.1
上呼吸道感染	4868.6	5551.2	5991.2
中耳炎	3111.7	3171.4	3187.5
水痘、疱疹和带状疱疹	1314.9	1042.2	923.5
白喉	842.7	263.8	86.9

资料来源：GBD 2016 DALYs and HALE Collaborators. Global, regional, and national disability-adjusted life-years (DALYs) for 333 diseases and injuries and healthy life expectancy (HALE) for 195 countries and territories, 1990-2016: a systematic analysis for the Global Burden of Disease Study 2016 [J]. Lancet, 2017, 390 (10100): 1260-1344.

二、结核病

（一）概述

结核病是一类古老的疾病。1904 年，在德国海德堡附近出土的新石器时代的人的颈椎骨化石上，就发现有结核病变。结核病的病原菌由德国医生 Robert Koch 于 1882 年发现，即结核分枝杆菌 *Mycobacterium Tuberculosis*（MTB）。1930 年，Löwenstein 培养基的出现使结核分枝杆菌的体外培养获得成功，人类对结核病的认识取得革命性的飞跃，这为结核病的病因学诊断和预防控制奠定了基础。

结核病是一类由结核分枝杆菌感染引起的慢性传染病。对人有致病性的主要是人型分枝杆菌。牛型分枝杆菌除引起牛结核外，少数也可以引起人类结核病。目前结核分枝杆菌的耐多药株增多，与自发突变（原发性耐药）、药物选择突变（继发性耐药）有关。对异烟肼耐药与 *katG* 基因丢失有关，对利福平耐药与编码 RNA 多聚酶的基因（*rpoB*）突变有关。结核分枝杆菌对乙醇敏感，对干燥抵抗力强，对湿热敏感，对紫外线敏感。结核分枝杆菌的抵抗力与环境中有机物的存在有密切关系。最简便的灭菌方式是直接焚毁带有病菌的容器。

结核分枝杆菌可经呼吸道、消化道等途径侵入宿主。结核病按照病变部位可分为肺结核和肺外结核，按照年龄可分为成人结核病和儿童结核病。全身各器官均可受累，肺部是最常见的侵入部位。活动性结核病患者中 80％～85％ 为肺结核患者。肺结核患者的临床表现有中低度发热、乏力、盗汗及血沉增快，同时可有咳嗽、咳痰、咯血、胸痛等症状。肺结核扩散可导致肺外结核。

（二）流行过程

结核病的传染源是肺结核患者。长期排菌的开放性肺结核患者是主要传染源，患者打喷嚏、大声说话时，会把带有结核分枝杆菌的飞沫传播到空气中，传染他人。患结核病的牛可通过带菌牛奶传播该病。结核分枝杆菌在人群中的传播取决于传染源的排菌情况，包括传染源的排菌量、排出飞沫的直径大小、患者症状、接触的密切程度及空间环境的密闭程度。

飞沫传播是结核病传播的主要方式。直径为 $1 \sim 10 \mu m$ 的飞沫核在空气中可悬浮较长时间，并扩散到数米外。结核分枝杆菌也可经再生气溶胶（尘埃）传播，即大的飞沫落在地面上，干燥后的结核分枝杆菌附着于粉尘上。健康人吸入含有病原体的飞沫或尘埃后被感染。进食结核分枝杆菌污染的食物，偶可经肠壁淋巴滤泡引起感染。饮用未经消毒或消毒不彻底的牛型结核分枝杆菌污染的牛奶亦可引起感染。人群对结核病普遍易感。但人体感染结核分枝杆菌后的发病、发展及转归，一方面取决于入侵结核分枝杆菌的数量、毒力，另一方面也取决于人体对结核分枝杆菌的特异性和非特异性免疫力。过度劳累、营养状况差、妊娠、艾滋病、吸毒、免疫抑制剂的应用等都是本病的诱发因素。

（三）全球流行趋势及疾病负担变化

1. 结核病流行现况

2016 年，结核病仍然是全球十大死因之一，是单一传染病中的"头号杀手"。据估计，全球 23％ 的人口（约 17 亿）存在潜伏结核感染，他们一生中存有发展为活动性结核病的风险。2017 年，全球范围内估算有 1000 万结核病新发病例，其中成年男性 580

万例、成年女性 320 万例、儿童 100 万例。90％的结核病患者为成年患者（≥15 岁），9％为人类免疫缺陷病毒感染者（其中非洲占 72％）。各国结核病的流行情况差异显著。2017 年，大多数高收入国家结核病发病率不足 10/10 万；30 个结核病高负担国家的发病率为 150/10 万～400/10 万；在莫桑比克、菲律宾和南非等地，结核病发病率高于 500/10 万。耐药结核病仍然是严重危害公众健康的疾病。2017 年，全球估算新发利福平耐药结核病（resistant to Rifampicin TB，RR－TB）患者 55.8 万例，其中 82％为耐多药结核病（multidrug－resistant TB，MDR－TB）患者。

2017 年，87％的结核病患者来自 30 个结核病高负担国家。2015 年，世界卫生组织整理了结核病高负担国家名单，根据结核病发病数、人均发病率和最低患者数阈值，分别排列了结核病、结核病/艾滋病和耐多药结核病的高负担国家。

2. 结核病疾病负担变化情况

总体上，全球结核病流行趋势减缓，疾病负担降低。2000—2017 年全球结核病发病率每年减少约 1.5％。结核病死亡率（即每年每 10 万未感染人类免疫缺陷病毒的患者中因结核病死亡人数）每年减少约 3.0％，2000—2017 年的总降幅为 42.0％。2000—2017 年，估计有效的结核病诊断和治疗总共挽救了 4900 万人的生命。

从全球疾病负担看，1990—2016 年全球结核病疾病负担下降了 36.0％，药物敏感结核病的疾病负担下降了 41.0％。但在全球范围内，耐多药结核病、结核分枝杆菌与人类免疫缺陷病毒的双重感染的负担不容忽视，其中耐多药结核病的疾病负担从 1990 年到 2016 年增加了 607.5％（表 6－2）。

表 6－2　结核病疾病负担变化（DALYs，千）

结核类型	1990 年	2006 年	2016 年
结核病	68029.7	56881.5	43557.9
药物敏感结核病	67560.5	51760.2	39869.8
药物敏感结核病－HIV/AIDS	4668.5	24070.5	11724.0
耐多药结核病	469.2	4886.9	3319.4
耐多药结核病－HIV/AIDS	25.9	2051.8	979.2

资料来源：GBD 2016 DALYs and HALE Collaborators. Global, regional, and national disability－adjusted life－years (DALYs) for 333 diseases and injuries and healthy life expectancy (HALE) for 195 countries and territories, 1990—2016: a systematic analysis for the Global Burden of Disease Study 2016 [J]. Lancet, 2017, 390 (10100): 1260－1344.

三、疟疾

（一）概述

疟疾是一类由疟原虫经按蚊传播、寄生在人体所引起的寄生虫病，主要由雌性按蚊叮咬传播。疟原虫侵入红细胞后大量繁殖，导致红细胞成批破裂而发病。患者临床表现为反复发作的间歇性寒战、高热、大汗后缓解，同时伴有肝脾肿大、贫血等症状。重症疟疾患者可出现循环系统、呼吸系统或多系统功能衰竭。

　　能寄生于人体并致病的疟原虫共有五种：①恶性疟原虫，它在人体内经过裂体增殖而完成一个发育周期需要 36～48 个小时；②间日疟原虫，它的裂体增殖周期为 48 小时；③三日疟原虫，它的裂体增殖周期为 72 小时；④卵形疟原虫，它的裂体增殖周期与间日疟原虫相似；⑤诺氏疟原虫，它的裂体增殖周期为 24 小时。患者临床发病与疟原虫的发育周期基本同步。其中，间日疟和恶性疟最常见，如非洲地区主要流行恶性疟原虫。疟原虫的发育需要两个宿主，它在人体内进行无性繁殖，在蚊虫体内进行有性繁殖，故人类为中间宿主，蚊虫为终末宿主。感染了疟原虫的雌性按蚊，在叮咬人吸血时，子孢子随蚊的唾液腺进入人体，随血液循环进入肝脏，在肝实质细胞内发育为成熟的裂殖体，这个时期称红细胞外期。此期的时长因疟原虫种而异，间日疟和卵形疟的迟发型子孢子会潜伏一段时间后再发育和繁殖。红细胞外期中裂殖体成熟而增大，使肝细胞破裂，大量裂殖子进入血液，侵犯红细胞，开始红细胞内的无性繁殖周期。裂殖子进入红细胞后发育为小滋养体，接着发育为大滋养体、成熟裂殖体。当包含有裂殖体的红细胞破裂时，释放出大量裂殖子，又侵入大量红细胞。一个裂殖体的增殖周期所需的时间，就是定时发作的间隔时间。经过几个裂体增殖周期后，部分裂殖子发育成雌性配子体和雄性配子体，两者结合后形成接合子，再发育成动合子，在按蚊体内经过发育，又传播给其他人。

（二）流行过程

　　疟疾的现症患者或无症状带虫者的血液中具有配子体者即是传染源。血液中原虫的密度越高，配子体的密度也会越高，传播的概率也越大。疟疾经媒介节肢动物传播。全球 400 多种按蚊中，有 67 种可自然感染疟原虫，而在疟疾传播中起重要作用的只有 27 种。按蚊在水中产卵，蚊卵孵化成幼虫，最终变为成蚊。疟原虫仅在一定的温度范围内在蚊虫体内发育，如间日疟原虫发育的最低温度为 $-15.0℃～14.5℃$，恶性疟原虫为 19℃，故疟疾的流行区域为热带、亚热带。媒介在传播中所起的作用，与它们的一些生物特性有密切关系，如叮人习性（包括叮咬频率和嗜血习性）、对疟原虫的敏感性、种群数量和按蚊寿命等。人群对疟疾普遍易感，无免疫力或免疫力低的人群（如儿童、孕妇）易感性较高，新迁入疟疾流行区的、缺乏免疫力的人群易感性也较高。特异的遗传因素也与易感性有关，如有镰刀状细胞贫血症的患者、地中海贫血者和 6－磷酸葡萄糖脱氢酶缺乏者不容易患恶性疟。

　　疟疾的发生和流行还受自然因素和社会因素的影响和制约。自然因素主要有温度、雨量、按蚊滋生环境变化等。温度与按蚊体内子孢子的发育有密切关系，20℃～30℃是适宜温度。流行季节的持续时间与气温亦有密切关系。在许多地方，疟疾传播是季节性的，在雨季或雨季结束不久，传播速度可达到巅峰。社会因素包括社会政治状况、经济水平、文化教育、人群活动等。流行因素的相互影响、相互作用加快或减慢传播速度，构成不同的流行形式。

（三）全球流行趋势与疾病负担变化

1. 疟疾流行现况

根据 2018 年世界疟疾报告，2017 年共有 2.19 亿疟疾病例。大部分疟疾病例发生在世界卫生组织非洲区域（2 亿病例，占 92%），其次分别发生在世界卫生组织东南亚区域（5%）和世界卫生组织东地中海区域（2%）。撒哈拉以南的 15 个非洲国家和印度的疟疾负担约占全球疟疾总负担的 80%。恶性疟原虫是世界卫生组织非洲区域最流行的疟疾寄生虫，其导致的病例数占 2017 年估计疟疾病例总数的 99.7%。间日疟原虫是世界卫生组织美洲区域主要流行的疟疾寄生虫，其导致的病例数占该区域疟疾病例总数的 74.1%。

2017 年，全球有 43.5 万人死于疟疾，其中 5 岁以下儿童死亡人数占 61.1%。近 80% 的死亡病例集中在世界卫生组织非洲区域和印度等地，其中尼日利亚（19%）、刚果民主共和国（11%）、布基纳法索（6%）、坦桑尼亚（5%）、塞拉利昂（4%）、尼日尔（4%）、印度（4%）7 国的疟疾死亡人数约占全球疟疾死亡人数的 53%。

2. 疟疾疾病负担变化情况

全球疟疾疾病负担呈现缓慢下降趋势，1990 年疟疾疾病负担为 60389.3DALYs，2016 年下降至 56201.2 DALYs。2010—2015 年，全球疟疾发病率下降。但 2015—2017 年的发病率未出现变化。其中，世界卫生组织东南亚区域疟疾发病率下降显著，从 2010 年的 17‰ 降至 2017 年的 7‰（下降了 59%）。世界卫生组织其他区域发病率没有明显变化或有所上升。世界卫生组织美洲区域疟疾传播增加，主要在巴西、尼加拉瓜和委内瑞拉等地。世界卫生组织非洲区域疟疾发病率连续两年高达 219‰。

2017 年，全球报告疟疾死亡人数比 2010 年少 17.2 万例，下降病例主要来自 5 岁以下儿童。除世界卫生组织美洲区域外，与 2010 年相比，2017 年所有区域的死亡率均有所下降。世界卫生组织东南亚区域降幅最大（54%），其次是非洲区域（40%）和东地中海区域（10%）。但自 2015 年以来，疟疾死亡率下降速度有所放缓。

第二节　被忽视的热带传染病

一、概述

被忽视的热带传染病（neglected tropical diseases，NTDs）主要是指在贫困地区，尤其是在热带地区的炎热潮湿气候环境下流行的传染病。它们大多由蚊子、黑蝇、白蛉、猎蝽和家蝇等昆虫及蜗牛传播，有些疾病的传播源是遭污染的水和虫卵滋生的土壤。世界卫生组织关注 17 种被忽视的热带传染病，它们分别是登革热（dengue fever，DF）、狂犬病、沙眼（trachoma）、布鲁里溃疡、地方性密螺旋体病（雅司病）、麻风（汉森病）、恰加斯病（美洲锥虫病）、人类非洲锥虫病（昏睡病）、利什曼病、囊尾蚴病、麦地那龙线虫病（几内亚线虫病）、棘球蚴病、食源性吸虫感染、淋巴丝虫病、盘尾丝虫病（河盲症）、血吸虫病（schistosomiasis）和土源性蠕虫病。

被忽视的热带传染病有共同的特点：①与贫穷密切相关，肆虐于贫困环境，在热带地区常常与多种疾病并存。②威胁着10亿人的生命，但它们大多隐匿地集中于边远的农村地区及城市贫民窟。③与热带贫困环境密切相连，它们不会广泛传播。④许多被忽视的热带传染病在某些情况下，更多地侵袭女童和妇女，引起毁容和伤残。⑤随着科学的不断发展，大量的医学刊物已经证明了被忽视的热带传染病的危险程度。⑥它们不被世界很多地区认识，在研究上也相对地被忽略。⑦随着世界卫生组织和各地对被忽视的热带传染病的关注，人们可用有效可行的办法控制、预防并消除这些疾病。

被忽视的热带传染病流行于149个国家或地区，其中至少100个国家或地区流行2种或2种以上的疾病、30个国家和地区流行6种或6种以上的疾病。在17种被忽视的热带传染病中，11种广泛流行于中国。2016年一项有关全球疾病负担的研究报告显示，登革热、沙眼、人类非洲锥虫病（昏睡病）、利什曼病、淋巴丝虫病、盘尾丝虫病（河盲症）、血吸虫病和土源性蠕虫病等8种疾病的伤残调整生命年较高。

二、部分被忽视的热带传染病

（一）登革热

1. 概述

登革热是一类由登革病毒（dengue virus，DV）引起的经埃及伊蚊和白纹伊蚊传播的急性传染病。临床上以突起高热，剧烈头痛，全身肌肉、骨骼、关节酸痛，皮疹，淋巴结肿大及白细胞减少为特征。严重者可发生出血、休克，称为"登革热出血热""登革休克综合征"，该病的病死率较高。

严重登革热（以前称为登革热出血热）是20世纪50年代在菲律宾和泰国登革热流行期间首次发现的。登革病毒属于黄病毒科中的黄病毒属，由四种不同的血清型（DEN-1、DEN-2、DEN-3和DEN-4）组成。每种血清型中都有不同的基因型。其中，DEN-2和DEN-3常与继发性登革热感染的严重疾病有关。

2. 流行过程

登革热的流行有严格的地域限制，其主要流行于北纬30°至南纬20°之间、海拔在600米以下的热带国家和地区，东南亚是该病的主要流行区。流行季节与蚊虫的繁殖季节、生活习性密切相关，流行季节多为每年7月到9月的雨季。人类是主要的受害者和传染源，患者自发病前1天至发病后5天的传染性最强。轻型和隐性感染者是重要的传染源，目前尚未发现慢性患者及慢性病毒携带者。埃及伊蚊和白纹伊蚊是本病的主要传播媒介。埃及伊蚊主要分布在东南亚和我国海南省，白纹伊蚊则主要出现于太平洋岛屿及我国广东省、广西壮族自治区。登革病毒在埃及伊蚊体内的复制周期为7~14天，这种蚊子一旦感染后，可终身具有传染性。由于埃及伊蚊的飞行距离很短，登革热的传播几乎均由携带病毒的人口流动所致，而非埃及伊蚊迁徙的结果。白纹伊蚊有时亦可导致登革热在人与人之间传播，但其作为传播媒介的流行病学的意义较小。在登革热的新流行区，人群普遍易感，发病以青壮年为主；在地方性流行区，在当地成年居民的血清中可检出抗登革热病毒的中和抗体，其中儿童发病率高。

3. 登革热全球流行状况

1970 年以前，只有 9 个国家发生过严重的登革热流行。截至 2019 年 4 月 15 日，该疾病在世界卫生组织非洲、美洲、东地中海、东南亚和西太平洋区域的 100 多个国家流行。其中，美洲、东南亚和西太平洋区域受影响严重。2016 年出现登革热全球暴发，世界卫生组织美洲区域报告 238 万例患者，1032 例死亡；西太平洋区域报告 37.5 万例；所罗门群岛报告 7000 例患者；非洲区域的布基纳法索报告了 1061 例患者。2017 年美洲区域登革热病例数量大幅减少，从 2016 年的 2177171 例减少到 2017 年的 584263 例，相对于 2016 年减幅为 73%，其中严重登革热病例也减少了 53%。2019 年登革热报告病例急剧增加。澳大利亚、柬埔寨、中国、老挝、马来西亚、菲律宾、新加坡、越南的病例有所增加，新喀里多尼亚和法属波利尼西亚报告了 DEN－2 型和 DEN－1 型病例。在非洲区域，科特迪瓦、坦桑尼亚等地也报告了登革热病例。美洲区域的一些国家和地区也观察到病例数有所增加。

研究估计每年有 50 万严重登革热患者需要住院治疗，其中有 2.5% 的病例死亡。但全球范围内的病死率从 2010 年至 2016 年下降了 28%。

（二）沙眼

1. 概述

沙眼是一类由沙眼衣原体（chlamydia trachomatis，CT）感染所致的传染性角结膜炎。因其在睑结膜表面形成粗糙不平的外观，形似沙粒，故名"沙眼"。其中，与结膜炎性改变有关的沙眼，被称为"活动性沙眼"。经过多年反复感染，眼睑内结膜可形成严重瘢痕，向下牵拉睫毛，指向眼球，睫毛摩擦角膜，即形成倒睫。内翻的睫毛持续摩擦角膜，如果不进行治疗，会导致不可逆转的角膜混浊和失明，这种情况称为"致盲性沙眼"。

2. 流行过程

患者（特别是儿童患者）是一个群体中沙眼衣原体的传播者。沙眼通过接触感染者的眼、鼻传播，该病也可经寻眼蝇（eye－seeking flies）传播。因沙眼衣原体通常是通过亲密接触的人相互传染，因此该病多以家庭为单位传播。儿童和妇女是易感人群。沙眼的传播与卫生条件差、居住拥挤、水资源短缺和厕所数量少等环境风险因素有关。

3. 沙眼全球流行状况

2019 年有 1.422 亿人生活在沙眼流行地区，其主要的流行地区为低收入和中等收入国家或地区。每年因沙眼损失的生产力而造成的经济负担估计达 29 亿美元。在沙眼流行地区，活动性沙眼在学龄前儿童中极为常见，患病率高达 60%～90%。随着年龄增大，感染频次降低，持续时间减短。2016 年沙眼全球疾病调整生命年为 2.452 万人年，较 1996 年增加了 0.061 万人年。2018 年 146112 人接受了晚期手术治疗、8910 万人接受了抗生素治疗。全球沙眼患者抗生素覆盖率达到 50％。2019 年有 250 万人需要紧急手术治疗沙眼性倒睫和晚期沙眼。

（三）血吸虫病

1. 概述

血吸虫病是由裂体吸虫属血吸虫寄生于人体门静脉系统所引起的一种急性和慢性寄生虫病。血吸虫病有两种形式：肠道血吸虫病（曼氏血吸虫、几内亚血吸虫、日本血吸虫、湄公血吸虫）和泌尿生殖道血吸虫病（埃及血吸虫）。肠道血吸虫病可导致腹痛、腹泻和便血。肝大在晚期病例中很常见，并经常与腹膜腔积液、腹腔血管高压有关。泌尿生殖道血吸虫病的典型症状是血尿（尿血）。晚期病例可能出现膀胱和输尿管的纤维化及肾脏受损。膀胱癌是后期的另一种可能的并发症。在女性中，泌尿生殖道血吸虫病可能导致生殖器病变、阴道流血、性交时疼痛及外阴结节；在男性中，泌尿生殖道血吸虫病可诱发阴囊、前列腺和其他器官的病变。这种疾病还可能导致一些不可逆转的后果，如不育症等。

血吸虫的传播依赖中间宿主淡水螺和最终宿主人类。血吸虫虫卵随人体的尿液或粪便排泄出来。当虫卵进入淡水时，它们孵化成能活动的毛蚴，然后感染淡水螺。经过数周，毛蚴通过无性繁殖成长为数量众多的尾蚴，尾蚴从淡水螺里释放出来，在水中游动，侵入人体。在人体内，尾蚴成熟并迁移至肺和肝，转变为血吸虫。成虫在人类宿主体内一般存活 3～10 年。

2. 流行过程

本病的传染源主要是受感染的人或动物，特别是患者、病牛、病猪等，鼠类也是主要的传染源。血吸虫病的传播与流行需满足三个条件：虫卵随粪便入水、淡水螺的存在与滋生、人畜皮肤黏膜接触疫水。本病普遍易感，呈世界性流行，夏秋季节多见感染，女性少于男性，卫生状况不佳的个人及与疫水接触的儿童容易受到感染。血吸虫病在热带和亚热带地区流行，尤其是无法获得安全饮用水和适当卫生设施的贫穷社区易流行本病。人口移徙使血吸虫病传播到新的地区。生态旅游的兴起使游客感染血吸虫病的风险增加。

3. 血吸虫病全球流行状况

2019 年，血吸虫病影响全球近 2.4 亿人，超过 7 亿人生活在流行地区。血吸虫病可降低受感染者的工作能力，在某些情况下可能导致死亡。在儿童中，血吸虫病可引起贫血、发育迟缓和学习能力下降。2016 年全球需要接受预防性化疗疗法的总人数为 2.077 亿，其中 1.118 亿是学龄儿童，研究估计需要得到血吸虫病治疗的患者中至少有 90％生活在非洲。

第三节　新发传染病

一、新发传染病概述

从时间角度来说，新发传染病是指自 20 世纪 70 年代以来人们新认识到的或新发现的那些能造成地域性或国际性公共卫生问题的传染病。

（一）新发传染病的分类

40 多年来全球出现的新发传染病约 59 种（表 6-3、表 6-4）。按照病原体分类，新发传染病包括新发病毒性传染病（如严重急性呼吸综合征、艾滋病、人感染高致病性禽流感等）、新发细菌性传染病（如 O139 霍乱、空肠弯曲菌肠炎、军团菌病等）及新发寄生虫病（如隐孢子虫病、卡曼环孢子球虫感染性腹泻等）。这些病原体有的是明确的新病原体，有的是再发病原体，有的是与原有感染有关的病原体。本节将介绍全球疾病负担较重的四类新发传染病。

表 6-3　1972 年以来新发现的病毒及其所致疾病

发现年份	病原体名称	所致疾病或主要症状
1972	诺沃克病毒（Norwalk virus）	腹泻
1973	小儿腹泻轮状病毒（Rota virus）	婴幼儿腹泻
1973	甲型肝炎病毒（Hepatitis A Virus）	甲型肝炎
1975	细小病毒 B19（Parvovirus B19）	面部、躯干红斑，再生障碍性贫血
1977	埃博拉病毒（Ebola virus）	埃博拉出血热
1977	汉坦病毒（Hantan virus）	肾综合征出血热
1977	丁型肝炎病毒（Hepatitis D virus）	丁型肝炎
1980	人嗜 T 淋巴细胞病毒Ⅰ型（Human T-cell lymphotropic virus-Ⅰ）	T 淋巴细胞白血病
1982	人嗜 T 淋巴细胞病毒Ⅱ型（Human T-cell lymphotropic virus-Ⅱ）	毛细胞白血病
1983	人类免疫缺陷病毒（Human immunodeficiency virus）	艾滋病（获得性免疫缺陷综合征）
1988	人类疱疹病毒 6 型（Human herpes virus 6）	突发性玫瑰疱疹
1988	丙型肝炎病毒（Hepatitis C virus）	丙型肝炎
1989	戊型肝炎病毒（Hepatitis E virus）	戊型肝炎
1990	人类疱疹病毒 7 型（Human herpes virus 7）	发热、皮疹

续表

发现年份	病原体名称	所致疾病或主要症状
1993	辛诺柏病毒（Sin nombre virus）	汉坦病毒肺综合征
1994	Sabia 病毒（Sabia virus）	巴西出血热
1994	马麻疹病毒（Equine morbilli virus）	间质性肺炎、无菌脑膜炎
1995	人类疱疹病毒 8 型（Human herpes virus 8）	与艾滋病卡波西肉瘤有关
1995	庚型肝炎病毒（Hepatitis G virus）	庚型肝炎
1995	亨德拉病毒（Hendra virus）	脑炎、脑膜炎
1996	朊病毒（Prion）	牛海绵样脑病、克－雅病
1997	TT 病毒（TT virus）	TTV 肝炎
1997	H5N1 禽流感病毒（Avian influenza A H5N1 virus）	H5N1 流感
1999	尼帕病毒（Nipah virus）	病毒性脑炎
1999	SEN 病毒（SEN virus）	SEN 病毒性肝炎
2003	SARS 病毒（Severe acute respiratory syndrome virus）	SARS
2003	H9N2 禽流感病毒（Avian influenza A H9N2 virus）	H9N2 禽流感
2007	肠道病毒（Enterovirus）	儿童手足口病
2008	Lujo 病毒（Lujo virus）	类似埃博拉病毒出血热症状
2009	甲型 H1N1 流感病毒（H1N1 influenza A virus）	甲型 H1N1 流感
2009	下刚果病毒（Bas-Congo virus）	出血热
2010	淮阳山病毒（Huaiyangshan virus）	淮阳山出血热
2010	新型布尼亚病毒（New Bunia virus）	发热伴血小板较少综合征
2011	猪流感病毒 H3N2 变异株（Swine flu H3N2 virus variants）	H3N2v 流感
2012	中东呼吸系统综合征冠状病毒（Middle East respiratory syndrome coronavirus）	中东呼吸系统综合征
2013	H7N9 禽流感病毒（Avian influenza A H7N9 virus）	H7N9 禽流感
2013	H10N8 禽流感病毒（Avian influenza A H10N8 virus）	H10N8 禽流感
2015	寨卡病毒（Zika virus）	寨卡病毒感染（小头综合征）

资料来源：曹务春，传染病流行病学［M］. 北京：高等教育出版社，2008.

表 6-4　1972 年以来新发现的细菌及其他病原体所致疾病或主要症状

发现年份	病原体名称	所致疾病或主要症状
1976	微小隐孢子虫（*Cryptosporidium parvum*）	隐孢子虫病（急、慢性腹泻）
1977	嗜肺军团菌（*Legionella pneumophila*）	军团菌病
1977	空肠弯曲菌（*Campylobacter jejuni*）	空肠弯曲菌肠炎
1981	金黄色葡萄球菌产毒株（Toxic producing strains of *staphylococcus aureus*）	中毒性休克综合征
1982	肠出血性大肠埃希菌 O157：H7（*Escherichia Coli* O157：H7）	出血性结肠炎
1982	伯氏疏螺旋体（*Borrelia burgdorferi*）	莱姆病
1983	幽门螺旋杆菌（*Helicobacter pylori*）	消化性溃疡病
1983	肺炎衣原体（*Chlamydiae pneumoniae*）	肺炎
1984	日本斑点热立克次体（*Rickettsia japonica*）	东方斑点热
1985	比氏肠胞虫（*Enterocytozoon*）	顽固性腹泻
1986	卡曼环孢子球虫（*Cyclospora cayetanensis*）	顽固性腹泻
1989	查菲埃立克体（*Ehrlichia chaffeensis*）	单核细胞埃立克体病
1991	脑包内原虫（*Encephalitozoon hellem*）	结膜炎、弥漫性疾病
1991	巴贝西亚虫新种（New species of *babesia*）	非典型巴贝西亚虫病
1992	O139 霍乱弧菌（*Vibrio cholerae* O139）	O139 霍乱
1992	汉赛巴通体（*Bartonella henselae*）	猫抓病、杆菌性血管瘤
1993	家兔脑包内原虫（*Encephalitozoon cuniculi*）	弥漫性疾病
1994	嗜吞噬细胞无形体（*Anaplasma phagocytophila*）	人粒细胞无形体病
2008	诺氏疟原虫（*Plasmodium knowlesi*）	疟疾
2011	肠出血性大肠埃希菌 O104：H4	出血性肠炎

资料来源：曹务春，传染病流行病学［M］. 北京：高等教育出版社，2008.

（二）新发传染病的特点

1. 人兽共患

某些病毒在动物中隐性感染，当人类把这些动物捕杀、贩卖、食用后，一些不为人知的病原微生物将与人类接触，可能导致严重的疾病，对人类造成严重的威胁。例如埃博拉出血热的流行可能与当地居民吃大猩猩肉的习惯有关；蝙蝠可能是严重急性呼吸综合征病毒的第一宿主，果子狸可能是将病毒从蝙蝠传染到人类的中间宿主，2003 年严重急性呼吸综合征流行可能与此有关。

2. 病毒及细菌为主导病原体，且部分病原体具有较大变异性

外界环境因素可导致一些细菌或病毒基因发生变化，也可能导致原来不致病的病原体形成了可以导致疾病的毒力基因，变成了另外一种新的病原体，使新发传染病流行成为可能。例如，流感病毒变异的速度很快，这使得流感疫苗始终处于滞后状态。

3. 人类对新发传染病普遍易感，其传播速度快，流行范围广

人类对新发传染病缺乏特异性免疫。同时各地区间的频繁交往和便利的交通方式，为疾病的快速传播提供了有利条件，从而致使一些外来病原体进入新的地区时，可导致新发传染病的大流行。

4. 传播途径各异，感染方式复杂多变

目前很多途径均可传播新发传染病，传播途径包括呼吸道传播、消化道传播、接触传播、虫媒传播、血液传播、体液传播。

5. 自然环境变化为新发传染病传播提供了条件

反常的气温和潮湿为鼠类的繁殖提供了条件，也可能使某些媒介生物的地理分布发生变化，这些变化可能对微生物的微观生态学产生影响，从而导致新病原体的出现。不良的居住环境、人类行为和生活方式的改变等也可影响疾病的传播。

二、艾滋病

（一）概述

艾滋病是指由人类免疫缺陷病毒感染引起的致命性、慢性传染病。自 1981 年发现世界第 1 例艾滋病患者至今，艾滋病已蔓延全球。

人类免疫缺陷病毒属于逆转录病毒科慢病毒属中的人类慢病毒组，呈 20 面体对称的球形或卵形颗粒，直径 100～200nm，由核心及包膜两部分组成。人类免疫缺陷病毒至少有 HIV-1 及 HIV-2 两个亚型。与 HIV-2 相比，HIV-1 复制能力更强、感染传播概率更高、所致临床症状更重。HIV-1 全球流行，HIV-2 目前主要局限于西非及西欧，北美亦有少量报道。

人类免疫缺陷病毒感染者的症状视感染阶段而异。在感染的前几周，人们可能毫无症状，或出现发热、头痛、皮疹、咽痛等流感样疾病症状。随着病毒逐渐削弱人体免疫系统，患者可能出现其他体征和症状，如淋巴结肿大、体重减轻、发热、腹泻和咳嗽等。若不加治疗，患者也可能发生结核病、隐球菌脑膜炎、严重细菌感染和癌症（如淋巴瘤和卡波西肉瘤）等严重疾病。人类免疫缺陷病毒感染后，潜伏期一般为 7～10 年，但具体的潜伏时间取决于病毒与宿主之间复杂的相互作用。但是一旦发生艾滋病，往往预后不良。1995 年以前，尚没有有效的高效抗反转录病毒治疗（highly active antiretroviral therapy，HAART），患者存活时间短，最长能活 12～18 个月。使用 HAART 以后，患者生命得到延长，病死率下降，但此药物不能根治该病，最终依旧会转化为艾滋病，导致死亡。

（二）流行过程

抗－HIV 阳性者为本病的传染源。急性人类免疫缺陷病毒感染者在抗－HIV 出现前亦可作为此病的传染源。体内病毒量越多，传染性越强。无症状的人类免疫缺陷病毒感染者作为传染源的流行病学意义更为重要。性接触传播是艾滋病主要传播途径，其中以异性传播为主，商业性接触对艾滋病传播具有重要作用。艾滋病可通过输血或血制品传播，主要通过被人类免疫缺陷病毒污染的注射器、血液及血制品传播。艾滋病还可以通过母婴传播，母亲可通过胎盘（宫内感染）、分娩或哺乳将人类免疫缺陷病毒传染给婴儿。不同年龄、性别、种族、职业人群均可感染人类免疫缺陷病毒。高危人群包括男同性恋者、多性伴侣的性活跃者、静脉吸毒成瘾者、血友病患者、血制品使用者及出生于艾滋病患者家庭中的婴儿。

（三）艾滋病全球流行趋势及疾病负担变化

1. 艾滋病流行现况

到 2019 年 8 月，全球有 3790 万人感染人类免疫缺陷病毒，其中包含 170 万新感染者，并有 77 万人死于艾滋病相关病症。据估计，目前仅有 79％的人类免疫缺陷病毒感染者知晓其感染状况。各国和各区域的艾滋病负担有很大差异，世界卫生组织的报道指出，非洲区域（世界卫生组织界定的区域）最为严重，平均每 25 名 15～49 岁成人中就有 1 人感染人类免疫缺陷病毒，占全世界人类免疫缺陷病毒感染者的 2/3 以上（表 6－5）。

表 6－5　WHO 报道的艾滋病流行情况（截至 2019 年 8 月 2 日）

地区	艾滋病患病人数估计（万人）	15～49 岁成年人中的流行率（％）
非洲	2570	3.9
美洲	350	0.4
东南亚	380	0.3
欧洲	250	0.4
东地中海	40	0.1
西太平洋	190	0.1
全球	3790	0.8

资料来源：世界卫生组织. HIV/AIDS 2019［EB/OL］. https：// apps. who. int/gho/data/ view. main. 22500WHOREG?lang＝en.

尽管没有针对人类免疫缺陷病毒感染的治愈方法，但有效的抗反转录病毒药物可使病毒传播得到控制，从而使人类免疫缺陷病毒感染者及面临重大风险的人员能够长期享有健康且有益的生活。全球有 2330 万人类免疫缺陷病毒感染者获得抗反转录病毒药物治疗，分别有 62％的成年感染者和 52％的儿童感染者在接受终生抗反转录病毒药物治疗。抗反转录病毒药物治疗在孕妇和哺乳妇女感染者中的覆盖率高达 80％。

2. 艾滋病疾病负担变化情况

2000 年至 2018 年，人类免疫缺陷病毒新发感染下降了 37%，人类免疫缺陷病毒相关死亡减少了 45%。这主要是由于越来越多的人获得了抗反转录病毒治疗机会，病毒感染死亡人数减少。2015 年死亡人数约为 110 万，比 2003 年减少了 43%。2015 年，新发感染病例为 210 万例。从全球疾病负担看，与 2006 年相比，2016 年全球 HIV/AIDS 疾病负担下降了 43.7%，艾滋病并发症疾病负担下降了 41.0%（表 6－6）。

表 6－6　艾滋病及相关疾病疾病负担变化（DALYs，千）

病种	1990 年	2006 年	2016 年
HIV/AIDS	16154.8	102182.3	57575.4
药物敏感结核病－HIV/AIDS	4668.5	24070.5	11724.0
耐多药结核病－HIV/AIDS	25.9	2051.8	979.2
艾滋病并发症	11460.3	76020.2	44814.9

资料来源：GBD 2016 DALYs and HALE Collaborators. Global, regional, and national disability — adjusted life—years (DALYs) for 333 diseases and injuries and healthy life expectancy (HALE) for 195 countries and territories, 1990—2016: a systematic analysis for the Global Burden of Disease Study 2016 [J]. Lancet, 2017, 390 (10100): 1260—1344.

三、病毒性肝炎

（一）概述

甲型肝炎（viral hepatitis A）简称甲肝，是由甲型肝炎病毒（HAV）引起的一种潜伏期较短的感染性肝炎。甲型肝炎的潜伏期通常为 14~28 天。甲型肝炎的症状轻重不一，可能有发热、不适、食欲不振、腹泻、恶心、腹部不适、深色尿和黄疸（皮肤和眼白发黄）。通常 6 岁以下受感染儿童没有明显症状，10% 的人可能出现黄疸。在年龄较大的儿童和成人中，感染症状往往较为严重，70% 以上的病例会出现黄疸。

乙型肝炎（viral hepatitis B）简称乙肝，是由乙型肝炎病毒（HBV）引起的一种感染性肝炎，发展中国家发病率高。乙型肝炎感染的特点为临床表现多样化，潜伏期 28~160 天，一般 70~80 天。大多数人在新感染时没有任何症状。但也有些人会出现急性病症，包括皮肤和眼睛发黄（黄疸）、尿色深、极度疲劳、恶心、呕吐和腹痛。少数急性肝炎患者会出现急性肝功能衰竭，甚至死亡。乙型肝炎病毒可能在某些人中造成慢性肝脏感染，之后可能发展成肝硬化或肝癌。

丙型肝炎（viral hepatitis C）简称丙肝，是由丙型肝炎病毒（HCV）引起的一种以肝脏为靶器官的传染性疾病。丙型肝炎病毒可引起急性或慢性感染。丙肝的潜伏期为 2 周至 6 个月。丙型肝炎病毒新发感染通常没有症状。约有 30% 的感染者不经任何治疗即可在感染 6 个月之内自行清除病毒。其余 70% 的感染者可发展为慢性丙肝病毒感染。可能出现的急性症状包括发热、全身乏力、食欲不振、恶心、呕吐、腹痛、尿色深、大便颜色变浅、关节酸痛和黄疸（皮肤和眼白发黄）。

丁型肝炎（viral hepatitis D）简称丁肝。丁型肝炎病毒感染仅与乙型肝炎病毒感染同时发生或出现重叠感染。丁型肝炎是一种由丁型肝炎病毒引起的急、慢性肝脏疾病，这种病毒依靠乙型肝炎病毒进行自身复制。没有乙型肝炎病毒就不会出现丁型肝炎感染。丁型肝炎病毒与乙型肝炎病毒合并感染被认为是慢性病毒性肝炎的最严重形式，原因是它会加快肝细胞癌的发展。临床上可出现急性肝炎（通常导致轻度、重度或急性重型肝炎）和重叠感染（导致更加严重的肝炎，使得肝硬化的发展速度比乙肝病毒单纯感染导致的发展速度快）。

戊型肝炎（viral hepatitis E）简称戊肝，是一种由戊型肝炎病毒（HEV）感染造成的肝脏疾病。戊肝感染通常具有自限性，2~6 周就可自愈。偶尔发展成重型肝炎（急性肝衰竭），可导致部分患者死亡。戊肝的典型症状和体征包括：最初几天出现低烧、食欲不振（厌食）、恶心和呕吐；有些人可能会有腹痛、瘙痒（无皮损）、皮疹或关节痛；其他症状包括黄疸（皮肤和眼白发黄），伴有尿色深和大便颜色变浅，肝脏轻微肿大、有压痛。这些症状与其他肝病的症状往往很难区别，持续时间通常为 1~6 周。

（二）流行过程

甲型肝炎病毒的主要传播途径为粪-口传播。经血液或血制品传播是乙型肝炎病毒低地方流行地区的主要传播途径之一，母婴传播和性接触传播在乙型肝炎病毒呈地方性流行地区较为重要。血液或血液制品传播是丙型肝炎病毒主要的传播途径。丁型肝炎病毒的传播途径与乙型肝炎病毒相似，经血液及血制品传播是丁型肝炎病毒流行的重要途径之一。经水和食物传播是戊型肝炎病毒的主要传播途径，多因水源被粪便污染所致。各类型病毒性肝炎的流行环节见表 6-7。

表 6-7　病毒性肝炎的流行环节

疾病名称	传染源	传播途径	易感人群
甲型肝炎	急性甲肝患者和亚临床感染者	①消化道传播 ②经水和食物传播 ③日常生活接触传播 ④其他途径传播	抗-HAV 阴性者对甲型肝炎病毒普遍易感
乙型肝炎	急性及慢性乙肝患者、亚临床感染者和病毒携带者	①经血液或血制品传播 ②母婴传播 ③性接触传播	人类对乙型肝炎病毒普遍易感
丙型肝炎	急性、慢性丙肝患者及无症状病毒携带者	①经血液或血制品传播 ②经非输血途径传播 ③母婴传播	人类对丙型肝炎病毒普遍易感
丁型肝炎	急、慢性丁型肝炎患者和 HBV/HDV 携带者	①经血液或血制品传播 ②母婴传播 ③性接触传播	一般人群对丁型肝炎病毒易感
戊型肝炎	急性戊肝患者和亚临床感染者	①经水和食物传播 ②日常生活接触传播	一般人群对戊型肝炎病毒易感

（三）病毒性肝炎全球流行状况

据世界卫生组织报道，2015 年病毒性肝炎导致 134 万人死亡，大部分病毒性肝炎死亡的原因是慢性肝病（肝硬化导致 72 万人死亡）和原发性肝癌（肝细胞癌导致 47 万人死亡）。2016 年，全世界有 7134 人死于甲型肝炎（占病毒性肝炎死亡人数的 0.5％）。2015 年，全世界有 2.57 亿慢型乙型肝炎感染者感染，2017 年有 110 万新感染者。2015 年乙型肝炎导致 88.7 万人死亡。乙型肝炎主要影响世界卫生组织非洲区域和西太平洋区域。

2016 年，约有 39.9 万人死于丙型肝炎。丙型肝炎影响世界卫生组织所有区域，但在各地之间的差异较大。世界卫生组织东地中海区域和欧洲区域的丙肝病毒报告流行率最高。至少 5％的慢性乙型肝炎病毒感染者合并丁型肝炎病毒感染，导致全世界 1500 万～2000 万人感染丁型肝炎病毒。然而，许多国家并没有报告丁型肝炎病毒流行情况，因此这只是一个全球粗略估计数。全球每年有 2000 万人感染戊肝病毒，其中估计约 330 万人出现戊肝症状，2015 年戊型肝炎导致约 4.4 万人死亡（占病毒性肝炎死亡人数的 3.3％）。

与 1990 年相比，2016 年病毒性肝炎疾病负担下降了 35.9％。各类型病毒均呈下降趋势，甲型肝炎负担下降了 64.6％，乙型肝炎负担下降了 17.9％，丙型肝炎负担下降了 5.3％，戊型肝炎负担下降了 52.7％（表 6-8）。

表 6-8　病毒性肝炎疾病负担变化（DALYs，千）

病种	1990 年	2006 年	2016 年
病毒性肝炎	9017.2	7718.6	5777.8
甲型肝炎	1271.9	849.3	450.7
乙型肝炎	4656.5	4373.2	3823.8
丙型肝炎	88.4	90.9	83.7
戊型肝炎	3000.4	2405.2	1419.6

资料来源：GBD 2016 DALYs and HALE Collaborators. Global, regional, and national disability — adjusted life-years (DALYs) for 333 diseases and injuries and healthy life expectancy (HALE) for 195 countries and territories, 1990—2016: a systematic analysis for the Global Burden of Disease Study 2016 [J]. Lancet, 2017, 390 (10100): 1260-1344.

四、埃博拉出血热

（一）概述

埃博拉出血热是一类由埃博拉病毒引起的急性出血性传染病。人类关于它的最早记录出现在 20 世纪 70 年代，然而这种疾病并非只有短短几十年的历史。事实上，它已经在中非、东南非的热带雨林及大草原地区流行了几个世纪，但由于以前其并没有引发大规模死亡，且疫情仅局限于经济落后、通信不发达的非洲大陆，所以埃博拉病毒出血热一直未得到足够重视。

埃博拉出血热潜伏期一般为 2~21 天。典型的表现为突然起病、高热并伴有头痛、肌肉关节酸痛、全身不适，并带有明显的厌食和极度衰弱。患者可有不同程度的出血倾向，有呕血、黑便、注射部位出血、鼻出血、咯血等，孕妇可出现流产及大出血。重症患者多于病程第 8~9 天死亡。除了出血，肝肾功能衰竭及致死性的并发症也是很重要的死亡原因。非重症者多于发病后 2 周逐渐恢复。

埃博拉病毒属于丝状病毒科，病毒体为杆状或长丝状，是非节段的单股负链 RNA 病毒，直径 80~100nm，其长度因种类不同而不同。已确认的埃博拉病毒有六个亚型：扎伊尔、本迪布焦、苏丹、塔伊森林、莱斯顿和邦巴里。

（二）流行过程

埃博拉出血热的传染源包括埃博拉病毒的非人类灵长类动物宿主和埃博拉出血热患者。人与人之间、动物与动物之间或动物与人之间的传播主要通过密切接触，病毒可以突破皮肤和黏膜屏障，进入人体。埃博拉出血热患者的体液（如血液、粪便、呕吐物）或死者污染的物品均具有高度的传染性。气溶胶传播也是一种传播途径，吸入感染者的分泌物、排泄物也可能是感染埃博拉出血热的重要原因。其他途径还包括医源性传播，例如使用未经消毒的注射器。人类对埃博拉病毒普遍易感，发病主要集中在成年人，可能是由于成年人暴露于埃博拉病毒的机会较多。

（三）埃博拉出血热全球流行状况

2014—2016 年在西非出现的疫情是自 20 世纪 70 年代首次发现埃博拉病毒以来，发生的最大且最复杂的埃博拉疫情。疫情首先在几内亚发生，随后传到塞拉利昂和利比里亚。这次疫情首次蔓延至人口密集的大城市。2014—2016 年，几内亚地区病例数 3811 人，死亡数 2543 人，病死率 67%；利比里亚病例 10675 人，死亡数 4809 人，病死率 45%；塞拉利昂病例数 14124 人，死亡数 3956 人，病死率 28%。截至 2019 年 10 月 1 日，刚果民主共和国共报告发生了 3197 例病例，包括 3083 例确诊病例和 114 例可能病例，其中 2136 例死亡（病死率为 67%）。在所有确诊和可能病例中，56% 为女性、28% 为 18 岁以下儿童、5% 为卫生工作者。

五、寨卡病毒病

(一) 概述

寨卡病毒病是由寨卡病毒引起的一种急性传染病。寨卡病毒最早于 1947 年在非洲乌干达恩特比(Entebbe)群岛一个名为寨卡的热带丛林地区被发现。过去几十年,非洲一直有寨卡病毒检出的报道,但并没有出现暴发疫情。2015 年 9 月,非洲的佛得角出现第一例疑似寨卡病毒感染病例。随后在非洲、太平洋岛国及东南亚国家和地区报告发现人感染寨卡病毒病例。2015—2017 年,巴西等美洲地区广泛流行,并发现寨卡病毒感染与新生儿小头畸形、吉兰-巴雷综合征(Guillain-Barré syndrome,GBS)等并发症有关。

寨卡病毒病的潜伏期一般为 3~14 天,平均 7 天。人感染寨卡病毒后,仅 20%~25% 的感染者出现症状,且症状较轻,主要表现为发热、皮疹、非化脓性结膜炎,可伴有全身乏力、头痛、肌肉和关节痛。少数病例可有眼眶疼痛、腹痛、腹泻、黏膜溃疡、恶心和呕吐、皮下出血。重症病例少见,可表现为脑炎或脑膜炎、吉兰-巴雷综合征、急性播散性脑脊髓炎、呼吸窘迫综合征、心力衰竭、严重血小板减少症等。寨卡病毒病是一种自限性疾病,病程通常持续一周,但关节痛可持续一个月。重症与死亡病例较少,一般预后良好。

寨卡病毒主要由两种基因型组成:非洲型和亚洲型。寨卡病毒一般不耐酸、不耐热,60℃、30 分钟可灭活,70% 乙醇、1% 次氯酸钠溶液、脂溶剂、过氧乙酸等消毒剂及紫外线照射均可灭活。

(二) 流行过程

寨卡病毒的传染源是患者、无症状感染者和感染寨卡病毒的非人类灵长类动物。在非洲热带雨林地区,寨卡病毒在非人类灵长类动物和蚊媒之间循环,形成丛林型自然疫源地。人属于偶然宿主,但在没有非人类灵长类动物的地区,人可以充当主要扩散宿主和潜在的储存宿主。蚊媒传播是寨卡病毒的主要传播途径,埃及伊蚊、白纹伊蚊、非洲伊蚊、黄头伊蚊等多种伊蚊属蚊虫可能传播该病毒。伊蚊叮咬寨卡病毒的感染者而被感染,病毒在伊蚊体内繁殖,富集到唾液腺,通过叮咬健康人进行传播。寨卡病毒也可在人与人之间传播,主要传播方式包括性传播、母婴传播和血液传播。各年龄阶段人群对寨卡病毒普遍易感,感染过寨卡病毒的人可能具有免疫力。

(三) 寨卡病毒病全球流行趋势

2013—2015 年,寨卡病毒传入巴西。2015 年初,巴西东北部检测到第一例寨卡病毒本土传播的病例。随后,寨卡病毒又迅速传播到了其他地方。截至 2016 年底,美洲已有 48 个国家和地区出现本土蚊传播的寨卡病毒感染病例,确诊病例近 20 万。

东南亚国家和地区由于大多处于热带,环境有利于传播寨卡病毒媒介的生长繁殖,长期以来都有散发的寨卡病毒感染病例。2015 年巴西寨卡病毒病大暴发后,东南亚地区也发生了寨卡病毒病的暴发，其中新加坡的寨卡病毒病疫情最为严重。2016 年 5 月，新加坡宣布第一例输入性寨卡病毒病，患者为一名曾去巴西旅行的归国人员。2016 年底，新加坡共发现约 500 名寨卡病毒感染病例。通过对检出的病毒进行分析，研究发现这次引起新加坡寨卡病毒病暴发的病毒并非来自这名输入性病例，而是与 2007 年就在东南亚流行的毒株很接近。

2016 年 2 月，中国江西省发现第一例输入性寨卡病毒病病例。此外，研究者从中国本地的蚊子中分离出寨卡病毒。欧洲国家和地区也陆续有输入性病例的报道，包括意大利、荷兰、葡萄牙、法国、比利时等国家。截至 2017 年 3 月，寨卡病毒病疫情已经在全球 80 多个国家和地区出现（不包括没有本土传播和媒介传播的国家或地区，如中国）。

（任晓晖）

【案例分析】

目前，中国是结核病高负担国家、结核病/艾滋病高负担国家、耐多药结核病高负担国家。根据世界卫生组织估算，中国结核病发病率从 1990 年的 153/10 万下降到 2016 年的 64/10 万，2017 年中国结核病死亡率为 2.8/10 万，耐多药结核病发病率为 5.2/10 万，全球新发结核病病例的 9% 在中国，耐多药结核病病例的 13% 在中国。2010 年全国结核病流行病学抽样调查结果显示，全国 15 岁及以上人口活动性肺结核患病率为 459/10 万、涂阳肺结核患病率为 66/10 万、菌阳肺结核患病率为 119/10 万。

请分析：
1. 中国是结核病高负担国家的原因。
2. 如果要达到 2030 年终止肺结核的愿景，可以采取的措施。

【参考资料】

[1] 米歇尔 H. 默森，罗伯特 E. 布莱尔，安妮 J. 米尔. 国际公共卫生——疾病、计划、系统和政策 [M]. 郭新彪，主译. 北京：化学工业出版社，2009.
[2] 任明辉. 全球健康概论 [M]. 北京：人民卫生出版社，2016.
[3] 李立明. 流行病学 [M]. 第 8 版，北京：人民卫生出版社，2017.
[4] 杨维中. 传染病预警理论与实践 [M]. 北京：人民卫生出版社，2012.
[5] 2016—2030 年全球疟疾技术战略 [EB/OL]. https://www.who.int/malaria/publications/atoz/9789241564991/zh/.
[6] World Malaria Report 2018 [EB/OL]. https://www.who.int/malaria/publications/world-malaria-report-2018/en/.
[7] 刘宁. 国际发展援助的转变——目标、资源与机制 [J]. 国际展望，2019 (2)：106-128，153.
[8] 鲁新，程峰. 中非卫生合作——国际发展援助理论的探索与创新 [M]. 北京：人民卫生出版社，2015.
[9] 孙彦彦. 全球传染病控制中筹资机制优化：全球公共品视角的研究 [D]. 济南：山东大学，2014.
[10] 刘嘉玥. 论《国际卫生条例（2005）》下的传染病防控国际卫生合作机制 [D]. 广州：华南理工大学，2016.

［11］Connolly M A. 紧急状态下传染病控制现场手册［M］. 周祖木，主译. 北京：人民卫生出版社，2006.

［12］世界卫生组织. 被忽视地热带病：全球影响与防治对策［M］. 盛慧锋，杨频，主译. 北京：人民卫生出版社，2011.

［13］王宇明，李梦东. 实用传染病学［M］. 第4版. 北京：人民卫生出版社，2017.

［14］周智. 传染病学［M］. 第2版. 南京：江苏凤凰科学技术出版社，2018.

［15］黄长形. 新发与再发自然疫源性疾病［M］. 北京：人民卫生出版社，2016.

［16］钟锋. 传染病学［M］. 北京：科学出版社，2019.

［17］曹务春，传染病流行病学［M］. 北京：高等教育出版社，2008.

［18］俞守义. 现代热带医学［M］. 北京：军事医学科学出版社，2012.

［19］高福. 寨卡病毒与寨卡病毒病［M］. 北京：人民卫生出版社，2019.

［20］周梦兰，周青青，谭萨，等. 沙眼流行病学的研究现状［J］. 实用医院临床杂志，2014，11（1）：176－178.

［21］登革热和重症登革热［EB/OL］. https：// www. who. int/zh/ news－room/fact－sheets/detail/dengue－and－severe－dengue.

［22］沙眼［EB/OL］. https：//www. who. int/zh/news－room/fact－sheets/detail/trachoma.

［23］非洲人类锥虫病［EB/OL］. https：// www. who. int/zh/news－room /fact－sheets/detail/trypanosomiasis－human－african－（sleeping－sickness）.

［24］利什曼病［EB/OL］. https：// www. who. int/zh/news－room/ fact－sheets/ detail/leishmaniasis.

［25］淋巴丝虫病［EB/OL］. https：//www. who. int/zh/news－room/fact－sheets/detail/lymphatic－filariasis.

［26］盘尾丝虫病［EB/OL］. https：// www. who. int/zh/news－room/fact－sheets/detail/onchocerciasis.

［27］血吸虫病［EB/OL］. https：//www. who. int/zh/news－room/fact－sheets/detail/schistosomiasis.

［28］土源性蠕虫病［EB/OL］. https：// www. who. int/zh/news－room/fact－sheets/detail/soil－transmitted－helminth－infections.

［29］GBD 2016 DALYs and HALE Collaborators. Global，regional，and national disability－adjusted life－years（DALYs）for 333 diseases and injuries and healthy life expectancy（HALE）for 195 countries and territories，1990—2016：a systematic analysis for the Global Burden of Disease Study 2016［J］，Lancet，2017，390（10100）：1260－1344.

［30］Accelerating work to overcome the global impact of neglected tropical diseases：a roadmap for implementation［EB/OL］. https：//www. who. int/neglected_diseases/NTD_RoadMap_2012_Fullversion. pdf.

［31］王雅东，张文芳，夏多胜，等. 沙眼的流行现状及防治的研究进展［J］. 国际眼科杂志，2014，14（10）：1815－1817.

［32］管立人，高春花. 利什曼病及其防治［J］. 中国寄生虫学与寄生虫病杂志，2018，36（4）：418－428.

［33］Investing to overcome the global impact of neglected tropical diseases：Third WHO report on neglected tropical diseases［EB/OL］. https：//www. who. int/neglected_diseases/9789241564861/en/.

［34］中华医学会热带病与寄生虫学分会，中华医学会感染病学分会. 寨卡病毒病防治中国专家共识

(2019) [J]. 中华临床感染病杂志, 2019, 12 (1): 14-21.

[35] Hepatitis E [EB/OL]. https://www.who.int/news-room/fact-sheets/detail/hepatitis-e.

[36] Hepatitis D [EB/OL]. https://www.who.int/news-room/fact-sheets/detail/hepatitis-d.

[37] Hepatitis C [EB/OL]. https://www.who.int/news-room/fact-sheets/detail/hepatitis-c.

[38] Hepatitis B [EB/OL]. https://www.who.int/news-room/fact-sheets/detail/hepatitis-b.

[39] Hepatitis A [EB/OL]. https://www.who.int/news-room/fact-sheets/detail/hepatitis-a.

[40] Ebola virus disease [EB/OL]. https://www.who.int/news-room/fact-sheets/detail/ebola-virus-disease.

[41] HIV/AIDS [EB/OL]. https://www.who.int/news-room/fact-sheets/detail/hiv-aids.

[42] 姜慧, 赖圣杰, 秦颖, 等. 全球人感染禽流感疫情及其流行病学特征概述 [J]. 科学通报, 2017, 62 (19): 2104-2115.

第七章　全球健康体系

【本章摘要】

　　本章主要介绍健康体系的相关概念，首先对健康体系的功能结构及其运行规则进行详细解释，然后介绍健康体系评价的核心指标及其影响因素，最后介绍具有代表性的几个国家的健康体系。

　　纵观人类发展的历史长河，尽管天灾和战乱等因素对当时人群的健康水平产生过较大影响，但人类的总体健康水平一直向着良好的方向发展，一方面这得益于科学理论和医疗技术的高速发展，人类社会经济水平和生活水平的逐步改善；另一方面，一个日趋完善的全球健康体系也为人群健康发挥了重要作用。健康体系是影响全球健康发展的一个重要因素，是指以拯救生命，维持、促进人类的健康为首要目的，由一定的人力和物质资源组合而成的、一个特殊的生产和服务系统。它由若干个子系统构成。这些子系统要素间的互动及它们与所处的自然、经济、社会、政治、文化环境的互动，在很大程度上决定了健康体系在提高健康服务的可及性、可负担性、人群满意度，提高健康干预措施的有效覆盖率及改善人群健康状况方面的绩效。

第一节　健康体系的功能结构

一、健康体系的定义

　　人类社会在漫长的发展历程中创造并逐步完善了社会体系，社会体系包括法律体系、交通体系、教育体系等，健康体系也属于社会体系。

　　中文的"体系"与"系统"，均来源于古希腊文（Systema），意为部分组成的整体。任何一个体系都是相互联系、相互作用的诸元素的综合体，其性质由特定的功能和结构决定，并且按照一定的规则运行。任何一个体系都由若干个功能系统组成，每一个功能系统又可以由若干个功能子系统组成，由上而下，体系都具有鲜明的层级结构特征。"功能、结构、规则"是认识任何一个体系必不可少的三个关键词。

　　健康体系也不例外，健康体系是由若干个功能子系统构成的一个整体，具有独特的功能与规则。

二、健康体系的功能结构

健康体系由六个功能子系统构成，包括：卫生人力资源子系统、物资供应子系统、服务提供子系统、筹资与支付子系统、信息管理系统、规制与监管系统。

（一）卫生人力资源子系统（health workforce sub-system）

卫生人力资源子系统指所有参与卫生服务提供的工作者，包括卫生技术人力资源、卫生管理人力资源及辅助性人力资源。人力资源的培养和提供主要由各种层次、各种类别的医学院校来完成，同时，大量医疗卫生服务提供机构在人力资源形成的过程中提供实践场所和机会，同样为人力资源的形成做出大量贡献。不同国家和地区对卫生人力资源的范围定义略有差异，尤其是卫生教育机构的工作人员，在一些国家和地区被纳入卫生人力资源的范畴，也有一些国家和地区将其纳入其他行业，卫生人力资源可能包括医生、护士、助产士、营养师、护理人员、牙医、医学实验室技术人员、治疗师、心理学家、药剂师、按摩师、验光师、社区卫生工作者、传统医学从业者等，也包括在政府卫生行政部门工作的其他人，甚至包括在卫生教育机构工作的人员等。

（二）物资供应子系统（materials resources supply sub-system）

物资供应子系统决定生产和提供什么种类的资源，以什么样的方式生产和提供。这里的物资是指医疗卫生服务所需要的器械、药品、疫苗及其他辅助用物资，主要由各类厂商供给。一个完善的健康体系应该能保证必要的药品、疫苗及相关物资的可及性。

（三）服务提供子系统（services delivery sub-system）

服务提供子系统决定提供什么服务、提供多少服务、怎样提供服务、提供何种质量的服务等。人们普遍认为，健康体系提供的服务分为公共卫生和临床医疗两种服务，前者面向人群，注重预防；后者以个体为服务对象，关注疾病和治疗，两者的对象不同、解决的问题不同。

公共卫生与临床医学在历史上经历了"分分合合"的不同时期。19世纪末至20世纪初，医学的发展和防治传染病的需要促进了公共卫生学的进步，大批著名医学家的杰出工作为公共卫生学的建立和发展奠定了基础，不少临床学家转向公共卫生和预防医学研究，随着公共卫生学的发展、医学教育模式的调整，临床医学与预防医学逐渐分离，人们也渐渐把公共卫生与预防医学分割开来。

随着全球化的进程、疾病谱的转变、传染性疾病传播的速度加快和范围迅速扩展、突发的全球性公共卫生事件频发，人们意识到应对这些挑战已远远超出了所谓"公共卫生"的学科领域，更需要临床医学与公共卫生在观念、教育机制、服务等方向紧密融合，以便更好地维护人群健康。

（四）筹资与支付子系统（financing and payment sub-system）

提供卫生服务过程中投入的每一分人力、物力、财力资源都是服务成本，谁来承担这个成本？用什么样的途径来承担？承担多少？回答这些问题的正是筹资与支付子系统，其中筹资系统回答关于资金来源和规模的问题；支付系统则回答关于资金去向的问题。

1. 筹资方式

现有的筹资方式包括病人付费、社区筹资、社会医疗保险、商业医疗保险、政府筹资、国际援助等。

（1）病人付费：这是最古老的筹资方式，自医疗服务提供者开始对个体提供所需服务起，接受服务的病人就以这种方式给服务提供者支付费用，病人付费方式一直延续至今。但在不同国家和地区的总卫生费用中，病人付费所占比例存在很大差异，根据世界卫生组织 2017 年的数据，世界卫生组织成员方里个人自付占卫生费用的比例从 0.7％到 81.6％不等。病人付费的特点是钱跟着病人走，病人有权选择服务提供者，这会给服务提供者带来动力和压力，但由于缺乏任何风险分摊机制，病人就医次数和治疗结果在很大程度上取决于其经济状况。

（2）社区筹资：由于病人付费方式存在缺陷，人们意识到风险分摊的重要性，初级风险分摊机制即社区筹资。社区包括地理意义上的社区和形式上的社区，形式上的社区包括工会、行会、教会等。这种初级风险分摊机制的特点是参加共济的人相互认识，所以筹资的意愿比较强烈，但也因为局限于熟悉的人群，资金池比较小，抗风险能力较差。随着互联网技术的发展，近些年的社区筹资出现了一些新兴的生态模式，跨越了传统熟人社区的界限，与传统社区筹资的不同之处还在于这些平台的筹资目标非常明确，往往基于特定的病例，有明确的筹资目标，但是基于互联网平台的这类新兴模式还存在着监管等诸多方面的问题，亟待研究和解决。

（3）社会医疗保险：始于 19 世纪德国的社会医疗保险是不同于社区筹资的一种新的社会分摊机制，强制性是其鲜明的特征，社会医疗保险要求一定的社会人群必须参加，政府可以直接筹资，也可以通过颁布法令让社会来组织或委托商业医疗保险公司承担部分行政管理的职责。通过强制，社会保险确保了健康人群和疾病人群之间、年轻人和老年人之间转移支付的形成。

（4）商业医疗保险：现代商业医疗保险行业的兴起和发展是在 20 世纪 30 年代早期的美国，大萧条带来收入下降、失业率陡增，为了保证收入，一些当地医院开发出一种"医院服务计划"，医院向一些大公司的雇主和学区收取较少的费用，以保证提供所需的医疗卫生服务，这便是现代商业医疗保险的雏形。发展至今，商业医疗保险已成为现代社会一个重要的、专业性的、跨区域的风险分担机制。其特点是以资源为原则，可以根据不同人群的不同需求，设计不同的产品和保险政策。当初的"医院服务计划"是一个非营利计划，但现代商业医疗保险以盈利为目的，因此产生了有倾向性选择参保人群、采取直接或间接方式排斥脆弱人群等问题；另外，由于商业医疗保险有显而易见的杠杆效应，即用较小的保费投入撬动巨额医疗费用，因而也存在着脆弱人群的逆向选择等问题。

（5）政府筹资：政府通过一般性税收或专项税收筹集资金为医疗服务买单，以英国为代表的一些英联邦制国家以此种筹资方式为主。

（6）国际援助：这是主要针对发展中国家的一种特殊筹资方式，包括双边、多边等多种模式，参与者包括政府和非政府组织。

2. 支付方式

筹资和支付子系统筹集资金后，面临的另一个课题就是如何花钱，用怎样的方式来对服务成本进行补偿。

然而补偿不是一个简单的话题，支付不仅仅要补偿成本，还要同时完成风险分摊和激励服务提供者两个艰巨的任务。

支付方式包括对医院的支付方式和对医生的支付方式。医院层面可供选择的支付方式包括总额预算、按项目付费和按疾病诊断相关组付费（diagnose related groups，DRGs）；医生层面的支付方式有按项目付费、按绩效付费及按人头付费等选择。无论对医院还是对医生支付，按项目付费都存在着诱导需求的风险，也就是现实中的大处方和过度医疗。因此许多国家和地区一直在进行支付制度改革。

（五）信息管理子系统（infomation management sub－system）

评估人群的健康状况和对卫生服务的需求、设计和开展卫生服务项目、评估现有健康体系的绩效、启动和发起针对健康体系的变革，都有赖于一个强有力的信息系统。

健康信息系统的功能包括收集信息、分析和处理信息及反馈信息。不同健康体系的绩效差异往往与其健康信息系统的完善程度密切相关。通过对健康信息系统收集的人群健康相关信息进行分析处理，可以及时发现人群健康问题的发展趋势，预测对健康相关服务的需求，引导研究方向与服务提供；通过对信息系统收集的绩效信息进行处理分析，能够及时发现系统风险及变革需求。

（六）规制与监管子系统（Regulatory Subsystem）

规制与监管子系统承担了制定体系规则、检查和监督规则被遵循和实施情况的责任。好的规制与监管系统应该发挥三方面的功能：第一是用规则培养良好运行的市场；第二是在市场出现失灵，也就是市场不能合理配置资源的时候进行干预和纠正；第三是实现一些重要的社会目标，如健康公平的实现等。

不同国家和地区，规制与监管子系统的主体构成和功能存在差异，相同之处在于它们主要的主体都是政府。在我国，行业协会等专业机构也在监管领域发挥重要的作用。除此之外，群众监督、社会监督也很重要。政府监管的内容包括服务机构和服务提供者的市场准入，提供服务的质量、安全性和有效性。政府监管最强有力的手段是立法和执法，同时，还包括媒体和行政等多种手段。

健康体系的运行，不仅仅依赖六个子系统，还与周边的经济、社会、政治、文化环境发生必然联系。由此，分析和了解任何一个国家或地区的健康体系，既需要分析每个子系统，也需要结合当地的经济、社会、政治和文化环境，见图7-1。

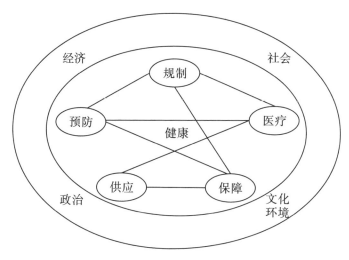

图 7-1　健康体系的结构

三、健康体系的目标

根据世界卫生组织报告，健康体系的目标包括促进目标人群健康水平的提高、满足目标人群对健康服务的需求，但健康体系的目标并不仅限于此，要想实现促进健康和满足需求的目标，健康体系还需回应人们在获得和使用卫生服务过程中的非医学期望及保证筹资的公平。此外，健康体系要在运行过程中不断获取与自身绩效有关的信息反馈，并致力于提高绩效。

第二节　健康体系的科学评价

世界卫生组织、政府、卫生行政部门及接受健康服务的人群，都有针对健康体系的评价视角，即便对同一个健康体系，评价结果也会不同。本节所指"科学评价"，则是从健康体系的功能出发，评价其功能和结果等。

一、健康体系的科学评价的内涵

对健康体系的科学评价有两类指标：第一指标是健康体系的产出，评价产出的质量和数量，如设置的医疗机构、卫生人力资源、提供的服务项目等；第二指标是健康体系产出所带来的结果，表现为与人群健康水平相关的指标及与防治疾病结果相关的指标，如疾病是否痊愈、人群健康是否得到改善、传染病是否得到有效控制等。

根据评价健康体系时关注对象的层级不同，可将健康体系的评价分为三个层面：

宏观评价关注整个国家和地区健康体系运转的情况，也包括从全球角度评价全球健康体系的运转情况。世界卫生组织长期观察和评价成员方的健康体系运转，从资源配置的公平性到疾病负担的分布等，并不时根据世界卫生组织的评价指标体系的不同维度对成员方的健康体系进行排名，以促进成员方持续改进健康体系。

中观评价关注某个国家和地区健康体系中的局部产出和绩效，如每年的诊疗量，资源的拥有量、分布和利用率，开展的项目，住院和门诊的次均费用等。这些指标形成了对医疗行业的评价内容；慢性病患者的管理，传染病的控制等指标形成了对公共卫生服务部门的评价内容。

微观评价则是关注健康体系中某一个具体的组织或机构的运行绩效。

二、评价健康体系的核心指标

根据健康体系的功能和目标，科学评价健康体系至少要考虑健康产出、可负担性、公平性及满意度等方面。

（一）健康产出

健康是一个有着丰富内涵且不断丰满和完善的概念。随着社会的不断发展，在不同的阶段，健康产出的指标不同。

健康发展的第一阶段，表现为高人口死亡率、低人均期望寿命、人群受传染病的影响很大。

健康发展到第二阶段，伴随着社会经济、技术的快速发展，健康也进入快速发展阶段，人群卫生条件显著改善，传染病、营养不良得到有效控制，人口死亡率不断下降，人均期望寿命显著延长。

健康发展到第三阶段，死亡率和人均期望寿命这类指标的变化速度越来越慢，人口死亡率仍然持续下降，人均期望寿命日趋延长。同时，工业化和城市化的进程带来新的健康风险，疾病谱和死因顺位都在发生变化，新的风险更多来自慢性非传染性疾病。这个阶段带病生存的人群规模递增，仅仅用死亡率和人均期望寿命这类指标评价健康体系的绩效已经不能客观反映现实。

当社会进一步发展，进入老龄化社会后，上述特征更加突出。医疗技术的飞速发展，带来新的治疗药物和治疗手段，死亡率大幅度降低，人类预期寿命不断延长，老龄化进程的加快对卫生资源提出了更大的挑战。除了继续关注代表健康结果的死亡率与人均期望寿命等指标，人们把越来越多的目光投向了其他能代表健康体系的指标，如伤残调整生命年，指从发病到死亡所损失的全部健康寿命年，包括因早死所致的寿命损失年和因伤残所致的健康寿命损失年两部分。

以上健康产出的衡量指标都停留在生理健康层面，衡量健康体系的健康产出，还应关注人群心理健康、社会健康及道德健康的相应产出。心理健康是指智力正常，内心世界丰富、充实、和谐、安宁，情绪稳定，有自信心，能够恰当地评价自己，思维与行为协调统一，有充分的安全感等；社会健康是指人能与自然环境、社会环境保持良好接触，并对周围环境有良好的适应能力，有一定的人际交往能力，能有效应对日常生活、工作中的压力，正常地工作、学习和生活；道德健康是指不靠损害他人的利益来满足自己的需要，能按照社会认可的行为道德来约束自己及支配自己的思维和行动，具有辨别真伪、善恶、荣辱的是非观念和能力。但与生理健康不同，它们没有明确的标准和测量手段，而且其水平受到社会、环境因素的影响，因而我们很难将一个健康体系对人群心理健康、社会健康和道德健康的影响与环境对人群的影响剥离开来评价。

（二）可负担性

医疗卫生的可负担性一直是人群关注的焦点，至少包含了几个层面的考量：总费用、灾难性医疗支出及非常规医疗支出、健康保险保费及无法解释的医疗账单。

几十年来的实践让人们意识到，医疗费用的上涨是必然的，所有的控费努力，只能缓解上涨的速度，却不可能逆转趋势。那么，提高可负担性的目标，除了控制费用的快速上涨，就要更多着眼于提高卫生费用的社会分摊比例，降低个人的支出比例。

另外，在提高可负担性的同时，我们也应该注意，医疗费用的增长，是否会带来挤压效应，使得其他非医疗领域的支出减少或投入减少。

（三）公平性

卫生服务公平性是指获得卫生服务的机会完全基于真实的健康需要，而不受种族、地域、文化、支付能力等其他因素的影响。

对健康体系公平性的考量通常基于三个方面：健康的公平、筹资的公平与资源配置的公平。广义的健康公平指不同社会阶层、性别、种族、年龄、地域的每个社会成员的都应享有同等的健康权利，包括卫生筹资公平、卫生服务利用公平与健康结果公平三个层面。狭义的健康公平强调健康结果的公平；筹资的公平就是筹资水平与支付水平一致，经济负担公平；资源配置的公平是指资源按需配置，理想状态下的卫生资源配置应与实际卫生需要匹配。现实中医疗卫生资源的配置有城乡失衡、区域失衡、结构失衡和供需失衡的问题。WHO 把公平性作为衡量健康体系的重要指标之一，在 2000 年曾就筹资公平性对 192 个成员方进行评价并给出排序，引起卫生政策与卫生经济领域专家学者的高度关注。尽管根据这些指标体系评价的结果引起争议较大，但争议更多聚焦于指标体系和评价过程的合理性，但人群对公平性的强烈关注本身就说明这个指标对健康体系十分重要。

（四）满意度

满意度是测量顾客或患者体验的指标，确切地说，这是反映实际体验与期望之间差距的指标，可以看作实际体验和期望值两个核心变量的函数。因此，在改善实际体验和管理期望值两方面应努力提高满意度，不应忽略任何一方面的努力。

【拓展阅读】

《柳叶刀》公布全球医疗可及性和质量指数排行榜

《柳叶刀》发布了全球 195 个国家和地区 1990—2016 年医疗可及性和质量（healthcare access and quality，HAQ）指数变迁情况和排行榜。2016 年，中国 HAQ 指数总体分值 77.9 分，在 195 个国家和地区中位居第 48 位，相比 2015 年的第 61 位，1 年内排名提升了 13 名。

这项研究统计了1990—2016年全球195个国家和地区的HAQ指数，指数分值在0~100分之间，分数高低取决于32种可防、可适宜治疗疾病的治愈率与死亡率，包括癌症、心脏病、传染病、母婴疾病、呼吸道疾病等。与此同时，这项研究还首次分析了七个国家（巴西、中国、英国、印度、日本、墨西哥和美国）境内不同地区的HAQ指数。

总的来看，2016年全球HAQ指数平均评分为54.4分。2016年最佳和最差的国家或地区之间有78.5分的差距，而2000年最佳和最差的国家或地区之间分值差距为79.3分。

第三节　健康体系的影响因素

影响健康体系运行的因素可以分为两类：外部环境因素和内部系统因素。

一、外部环境因素

任何一个健康体系都必然受到所在国家和地区的政治、经济、科技、文化等因素的影响。

政治对健康体系的影响主要表现在两个方面：政局的稳定及社会制度的选择。政局是否稳定会直接影响整个人群的健康水平。政治制度或政治意愿将影响政府对健康体系的设计和制度选择。政治制度的不同对健康体系的选择和设计有影响，但不是一一对应的关系。

经济因素对健康体系的影响可以通过作用于健康体系的每一个要素体现出来。首先，经济可直接影响人群的健康水平，经济发展以后，人群的膳食结构、居住环境等都将直接得到改善；其次，经济发展对人口数量和结构产生影响，带来健康需求的变化；再次，经济繁荣促进就业，就业带来可支配收入增加，生活水平随之提高，可能对健康服务提出新的需求和更高的要求。经济发展水平能影响一个国家或地区政府动员资源的能力，包括筹资能力、培养和储备卫生人力资源的能力等，从而影响健康体系所能提供的健康服务的数量及质量，一些经济发展水平落后的国家或地区，尽管建立了全民覆盖的免费医疗服务体系，但受制于经济水平，所能提供的服务极其有限，不能有效实现体系的目标。

科技因素对不同健康体系的作用机制是相同的。一方面，科技的进步带来治疗手段和方法的发展，促进人群健康水平的改善；另一方面，科技的快速进步也会迅速推高卫生总费用，给筹资带来新的压力。应对新技术和手段带来的费用上涨的压力是所有健康体系共同面对的难题。

文化因素主要从两个方面影响健康体系的发展：健康教育水平，人们实施或接受健康教育的程度，形成良好的生活方式都与文化背景有关；卫生保健的可接受性，卫生保健措施在文化背景深厚的国家或地区，其接受程度也高。

此外，自然环境也会通过影响人群的健康状况间接影响健康体系的发展。

二、内部系统因素

影响健康体系的内部系统因素包括健康体系的内部结构、体系的各要素、要素间的互动等。

具体来说，健康体系内各种资源分布的公平性、可及性，服务能力和管理能力，人群的健康素养及人群对健康服务的满意度都会影响体系的绩效。

$$P = f\ (C,\ I,\ A) \tag{6-1}$$

式中：

P 表示健康体系的绩效。

C 表示健康体系的能力。

I 表示健康体系的动力。

A 表示健康体系的压力。

健康体系人员的平均素质较高，这在一定程度上保证了这个体系履行功能、实现目标的可能性，但这并不意味着这个体系的能力就一定高于其他行业。健康体系的能力包括几部分：获得或筹集资源的能力、配置资源的能力、管理能力和技术服务能力。任何一个方面的缺失都会极大影响健康体系的发挥。

动力主要是指健康体系的激励机制。世界卫生组织把对健康体系的物质激励分成三个大类：一是有关职业和就业的条款和条件，包括工资的高低、养老金的有无、保险津贴的种类等；二是绩效工资，实现了绩效目标后的一些奖励和鼓励；三是一些其他的物质支持，包括继续教育的奖学金、住房等，物质支持也可以是一些贷款类的物质支持。

世界卫生组织也对非物质激励进行了分类：一是工作环境。良好的工作环境包括符合人体工效学的设计，符合行业特性的、干净整洁的工作空间。二是弹性的工作时间，包括有计划的工作、休假等。三是针对职业发展的激励机制，包括学术、专业上的发展、进修，提供指导和培训。四是特定的一些服务，包括子女照顾就学、健康保健服务、康体设施、交通等。五是内在激励，即表扬、成就感、团队精神归属、荣耀等。

激励体系是发展动力中最复杂的组成部分，在内在激励体系的设计和执行过程中，相关人员应充分考虑各类人员不同层次的需求，结合物质和非物质的激励措施，充分调动体系内人员的积极性，努力把动力因素充分发挥出来；反之，如果设计考虑不完善或不能保证执行的激励体系，则会在很大程度上挫伤体系内人员的积极性，影响服务提供者的行为。

压力主要来源于有限的健康服务资源与人群对健康体系的需求之间的差距。提供什么水平、什么规模、什么价格的服务，接受服务的人群和提供的服务选择有无优先顺序，为何要设置择期手术，等候期如何设置等，这些问题都需要决策者考虑。

此外，压力还来自人群对服务质量的要求，为了满足人群对质量的要求，健康体系的服务提供者和机构都有相应的准入标准。

要提高健康体系的整体绩效，必须深入分析每一个变量涉及的因素，综合考虑，不断提高体系的能力，激发每一个组成部分的活力，提高自身的抗压能力。对任何一个要素或组成部分的忽略，都会影响整体绩效。

第四节 健康体系的不同类型

各国和各地区的健康体系不尽相同，人们试图研究不同健康体系的特点，以期设计出更适合自身发展、绩效更佳的体系。

一、健康体系的分类

针对世界各地不同类型的健康体系的研究，重点关注了健康体系中的筹资和服务子系统的一些特点。人们根据这些特点把现有的健康体系进行了一个粗略的分类（表7-1）。

表7-1 基于筹资与服务子系统特点的健康体系分类的代表国家

服务系统	筹资系统	
	高度集中化	高度市场化
高度集中化	英国模式	印度模式
高度市场化	德国模式	美国模式

以英国为代表的英国模式，其突出特点是在筹资和服务子系统上都表现出高度集中。筹资主要依靠政府的一般性税收，服务提供也是高度集中于政府办的公立医疗机构。

美国模式在筹资和服务子系统中都表现出高度市场化的特点。美国是发达国家中唯一一个采取高度市场化筹资和配置资源策略的国家，以商业医疗保险为主要筹资方式，以私营医疗机构为服务提供主体。

德国模式正在成为许多国家和地区的主流健康体系。德国模式是筹资系统高度集中的全民医保，主要通过社会医疗保险的途径筹资，但在全民医保的框架下采取多元化的，也就是市场化程度较高的服务提供方式。

印度模式代表了部分发展中国家的现状，尽管政府提供免费的医疗卫生服务，但是由于筹资能力有限，公立服务系统所能提供的服务有限，人群实际接受的服务有相当一部分来自私立医疗机构，因此产生的大部分费用仍然需要个人支付。

二、几个代表性的健康体系介绍

（一）英国

英国是国家健康服务体系的典型代表，英国于1948年创立了国民健康服务体系（National Health Service，NHS）。它追求的目标是，不论个人收入多少，根据个人的不同需要，为人们提供全面的免费医疗服务。

1. 筹资与支付

NHS经费主要来源于税收。财政部拥有过去两到三年的NHS经费预算，通过该预算的所有公共医疗将得到批准。接近一半（47%）的 NHS 预算花在了急诊上。全科医学、社区护理、精神疾病和处方药品大约各占 NHS 总预算的 10%。

地方临床服务组织的经费预算是按照人口加权确定的。

财政部的经费先拨付给卫生部，卫生部按照一定的比例，保留一部分管理与运营费后，拨付给 NHS，保留的管理与运营费用主要用于公共卫生服务等。

2. 组织架构与服务提供

NHS 的组织架构中，卫生事务大臣对全国卫生事务负有全部责任，卫生部在公共卫生、国民卫生服务系统、社会护理上处于战略上的领导地位。首席医疗官是英国政府主要的医疗和科学顾问，是医生的专业领导者，是当地政府公共卫生领域的专业主管。国家医疗顾问总监负责 NHS 的临床政策和策略，促进临床医疗水平的提升。首席护理官是护士和助产士的专业领导者，进行患者安全性和舒适性的体验监督。首席职业管理者包括首席科学官、首席牙科官、首席药师官、首席健康职业总监等，他们是整个卫生系统中各自领域的专家，为临床治疗提供专业的意见和建议。

2012 年《医疗和社会保障法案》生效后，全科服务开始使用最新的 211 个地方临床签约服务组织，每一个组织的服务人数平均为 25 万人（6 万～86 万人）。新系统的优势是地方临床服务组织是当地组织的临床领导机构，它了解本地区的机构是如何开展工作的。

相关人员根据医学需要对服务的配给进行成本效益分析之后，确定优先顺序。

3. 转诊服务

一旦签约成功，NHS 之间的转诊服务是通过 NHS 之间的一系列服务提供者进行的。首先英国 NHS 的"看门人"，也就是全科医生（general practiners，GP）提供首诊服务，如果 GP 确定患者需要进一步检查或接受综合医院、专科医院治疗，GP 开出转诊单，转诊方可进行。

4. 健康和福利

2012 年通过的《医疗和社会保障法案》重新强调了提高公众健康的重要性。英格兰公共卫生、健康和福利委员会有义务保障本地居民享受到公平的医疗保健服务。

公共卫生起初由英国卫生保护署负责，2013 年 4 月，英格兰当地成立了独立的卫生部来代替原先的卫生保护署，负责运营当地的公共卫生事务。

健康和福利委员会会促进地区间健康和社会保健系统的合作，改进人们的健康和社会福祉，促进人民平等地享受到应有的健康保健服务。健康和福利委员会的组成成员包括当地选举的代表、健康监督组织的代表、当地临床委托组织的代表、成人社会服务组织的董事、青少年服务组织的代表、其他被邀请的个人或专家等。

目前采用或借鉴这种模式的还有巴西、印度、埃及等国家或地区。这种模式的优点是公平性和成本控制较好，健康的宏观绩效（即健康产出和投入之比）较高。

（二）美国

美国的医疗服务体制与其他西方国家不同，以民间的私营医疗和保险为主、政府为辅，对特殊群体的社会医疗保险予以补助。所谓"美国模式"，即是以市场化为主导，但又不忽视政府的作用。

1. 筹资（主要是私人资金）

医疗服务作为一种特殊商品，按市场原则自由经营。作为典型商业保险型医疗保险模式的美国，其主要通过市场来筹资和提供服务。医疗服务的供给和价格等主要通过市场竞争和市场调节来决定，政府基本不干预或很少加以干预。

2. 医疗保障

美国医疗保险制度的重要特点是多元化，以私人医疗保险为主。美国政府的公立医疗保险主要包括医疗照顾制度（针对老人和孩子）、医疗补助制度（针对贫困人群）、军人医疗计划、少数民族免费医疗和工伤补偿保险。

私人保险是根据服务项目进行保险付费的，以市场化为主导，雇主或公司为雇员购买保险。53%的人口购买的是私人保险，还有15.8%的美国人没有保险。

3. 服务提供

美国的医疗服务以私有制为主，私立医院相当发达。私立医院的服务对象主要是有固定工作、有保险的中等以上收入家庭及其成员。私立医院的设备、仪器及人力资源都是一流的，并提供高效率、高质量的服务。私立医院的经费主要来自私人医疗保险和患者自费。由政府办的公立医院仅占医院总数的27%左右，公立医院通常建在卫生服务资源缺乏的地方，主要为军人、老年人、贫穷者、少数民族等人群提供服务。

4. 医疗机构管理

美国医疗卫生管理机构分为联邦、州、市（县）三级，联邦职能较弱，而地方部门权力较大。在医疗管理体制观念的形成中，国家的干预较弱，而专业机构所起的作用较大，管理体制的观念是由下至上形成的。

（三）德国

德国是世界上最早建立社会保障制度的国家，是社会保险制度的发源地。1883年德国便通过了《国家疾病义务保险法》，随后又制定了工业事故保险、老年人和长期残疾保险、事业保险等，至今德国已经拥有了比较完善的社会医疗保障体系。

1. 保障覆盖

德国实行强制性医疗保险，人人都必须参保，政府通过社会救助体系出资，帮助低收入者参保。德国通过各种途径基本上实现了全民医保，总覆盖面达99%以上。德国医疗保险基本做到了应保尽保、全程覆盖，对预防、早期诊断、治疗和康复都提供保险，医疗保险还包括疾病津贴、丧葬补贴、生育优惠待遇等。

2. 筹资与支付

德国的卫生筹资途径主要有：①国家税收：德国卫生总费用的8.4%来自税收，在德国的卫生保健体系中，税收仅发挥很小的作用。②社会法定医疗保险税：这是德国卫生保健筹资的主要来源。保险税根据收入，按比例征收，且不是风险税率。保险税税率只与收入（而不是根据储蓄额和财富）有关，法律规定，凡月收入低于 4050 欧元的就业人员必须投保法定医疗保险，高于此额度的公务员、自由职业者可选择私人医疗保险。国民也可以在参加法定社会医疗保险的基础上，参加私人保险提供的补偿保险险种。

在德国，负责征收、管理和使用社会医疗保险金的机构被称为"疾病基金"，该机构采取的是分散化运行模式。德国有大约 420 个疾病基金，民众必须至少参加一个基金。

德国医生可分为在医院执业的专科医生和独立开业的全科医生两大类。公立、私立医院医生收入相差不大，一般年薪 10 万~50 万欧元。医生薪酬管理实施积分制度，根据所提供的服务计算工作量积分，再根据医师协会和医保公司谈判的年度积分标准来计算收入。在医院执业的专科医生薪酬相对固定。独立开业的全科医生的薪酬由医疗保险公司统一支付给医师协会，医师协会再根据医师的工作量进行支付。近年来，为解决边远地区缺医少药的问题，政府开始允许公立医院医生兼职开设私人诊所。德国有 75% 以上的医生在两家以上医疗机构兼职出诊。德国对兼职规定了时间上限，即医生每周工作五天半，公立医院的医生必须每周为公立医院工作四天，剩下的一天半可以自主安排。

3. 服务提供

德国的医疗服务体系由急救服务体系、基本医疗服务体系和社会补充服务体系组成。门诊和医院严格分离，医院几乎不提供任何门诊服务。门诊服务通常由私人诊所的医生（全科或专科）提供，其支付方式为按服务项目付费。医院住院服务由公立医院和私立医院共同提供。营利性医院的病床数仅为总床数的很小一部分。在医疗保险制度的综合调控下，德国的医疗服务采用政府和市场"混合型"模式，由公立和私立服务提供系统共同承担。以医疗急救管理为例，公立和私立急救机构的有效配合，提升了德国急救体系的效率。

德国的医疗保障主要由《健康保险法》支撑，保险公司出于降低医疗费用的目的，也会关注疾病的预防与控制，将部分公共卫生服务纳入法定医疗保险的范畴。德国制定了《疾病预防法》，在儿童和青少年、职业群体、老年人三种重点人群中开展多项疾病预防措施，并将妇女儿童的健康服务纳入社会保障体系。

各级政府负责基本的基础卫生保健，政府设有家庭、妇女和青少年部，各城市均设有儿童保护中心，并监督各项妇女儿童权益落实的情况。国家法律对妇女孕期劳动保护、产假时间、产假补助及哺乳费均有明确规定。目前德国已实现妇女儿童全程、全方位保健。

4. 改革路径

德国近些年的医疗改革并没有实质改变原有的医疗保险结构，而是在前几次改革的基础上进行了持续性改革。德国未来的改革趋势主要表现为促进跨部门形式的一体化护理、提高医疗服务质量、增加医疗服务的平等性、加强法定医疗保险与私人医疗保险之间的竞争等。

（四）印度

印度有独具该国特色的医疗卫生服务体系，注重医疗服务的供方建设和管理，卫生经费主要用于支持疾病控制、妇幼保健，重点解决广大居民的公共卫生服务和基本医疗服务问题。经过半个多世纪的完善，印度的医疗卫生体系取得了长足的进步。

1. 筹资与支付

印度卫生服务筹资体制沿袭和借鉴了英国体系，以政府一般税收作为主要筹资形式。

印度公共卫生的筹资由中央政府和邦政府分担，以邦政府为主，其负担了公共卫生费用的 2/3，邦政府的卫生经费绝大部分用于卫生人员的工资支出。印度政府直接负责公立医疗机构，制定各级公立医疗机构必须提供的公共卫生服务和基本医疗服务的项目，确保在化验、检查和治疗等方面有最基本的装备水平和适宜技术。二、三级医院运转的经费主要由地方政府承担，初级卫生保健分中心、初级卫生保健中心和社区卫生中心的建设和运行经费则由中央政府负责，由此保证公立医院能够提供基本医疗服务。

近十年来，印度医疗卫生融资结构已呈现多元化的格局。印度政府采取了许多措施发展医疗保险。目前印度的社会医疗保险主要有两大类：政府性社会保险计划和非政府性社会保险计划。前者是为正规组织部门员工提供保险的"国家雇员医疗保险计划"和为中央政府雇员提供保险的"中央政府医疗保险计划"。后者由非正规经济部门推出的三种医疗保险组成：农产品加工企业组织合同农户向保险公司集体投保、非政府组织为成员设计保险项目集体向保险公司投保、非正规经济产业工会的健康福利项目。这三种保险项目主要针对发病率较低但医疗费用较高的大病风险。同时为增加弱势群体的支付能力，印度政府还采取了较强硬的干预措施，如规定商业银行发放给穷人的贷款应占贷款总额的最低比例、鼓励金融保险市场向弱势群体倾斜等。

2. 服务提供

印度宪法规定了国民免费医疗制度，并配套建立了全民免费免疫计划和公立医院免费治疗项目，规定公民享有的医疗卫生服务主要涉及部分基础的公共卫生服务、卫生防疫等，印度建立了一套以政府为主导的公共卫生服务体系。同时，印度拥有强大的私立医疗卫生服务提供体系，二者相互补充，较好地满足了不同层次人群的健康需求。

（1）公共卫生服务体系：截至 2015 年，印度全国有 1.2 万所医院，2000 多个社区医疗中心，2.2 万个初级医疗中心，2.7 万个诊所。政府在全国范围向一级到三级医疗网免费提供公共资金和管理。其公共医疗卫生体系包括国家级医院、邦（省）级医院、地区级医院、县级医院和乡级医院五个层次，除此之外还包括各级医疗中心。印度政府试图建立覆盖全国的公立医院系统，按照不同地区的住院需求、经济规模和地理可及性，在不同地区建立不同规模的公立医院和基层医疗卫生服务机构。公立医院按照规模和功能分为三级四等。三级医院：一般是大型综合性医院和医学院的教学医院，设置脑外科、放疗科等十几个科室，拥有 300~1500 张病床，接受二级医院的转诊或少量一级医院的直接转诊。二级医院：一般属于转诊医院，设置 5~10 个科室。一级医院：也称为社区卫生中心（community health center，CHC），一般设置 20～50 张病床。

（2）私立卫生服务体系：印度拥有强大的私立医疗卫生服务提供体系。印度私立医疗部门在机构和医生数量方面超过了公立医疗部门。

绝大多数印度私立医院是营利性的私人独资机构，规模都比较小，平均病床数为 23 张，服务对象包括不同收入水平的人群，在经济发达和落后地区的分布没有很大的差别，私立医院多数依靠兼职的专科医生和全科医生，少有专职医生，最常见的科室包括妇产科、全科、普通外科和儿科。大多数私立医院不单独购买大型医疗设备，一般将患者转诊到诊断中心进行检查。私立医院收费较高，门诊和住院服务费用是公立医院的 4～5 倍，一般靠病人现金支付。医疗收费包括医生收费和医院收费两部分。

总之，印度私立医院在医疗服务中发挥了巨大作用，与公共部门是互相补充的伙伴关系，而不是竞争关系，但印度政府对私立医疗部门还缺乏全面系统的统计及有效的管制。

（岳琳）

【参考资料】

[1] 任明辉.全球健康概论 [M].北京：人民卫生出版社，2016.

[2] 刘继同.世界各国卫生行政管理体制特征与组建"卫生福利部"的建议 [J].东岳论丛，2007，28（4）：11－18.

[3] Fink-Anthe C，凌栋，方红娟.美国及欧洲的医疗卫生服务体系现状分析 [J].中华医院管理杂志，2009，25（9）：581－584.

[4] 郭晶，陈明雁，叶盛楠，等.美国医疗卫生管理体系及其启示：以凯萨模式为例 [J].中国卫生人才，2016（5）：72－75.

[5] 张敬茹，赵立波.美国以医疗保险为主导的卫生保健体系介绍 [J].临床药物治疗杂志，2017，15（12）：65－69.

[6] 谢辉，刘秀颖，胡兰，等.德国卫生体系发展概况与启示 [J]. 首都公共卫生，2015，9（4）：183－187.

[7] 陈浩，陈婧，张哲.印度医疗卫生体系浅析及对我国的启示 [J].首都医药，2013，（12）：12－13.

第八章　全球健康治理

【本章提要】

本章主要介绍了两个部分的内容：第一个部分是全球健康治理的概念，主要介绍了与全球健康治理相关的理论知识；第二个部分是联合国相关机构与全球健康治理，主要介绍了联合国下属的 6 个与全球健康治理密切相关的机构。

第一节　全球健康治理概述

一、全球健康治理概念的形成和发展

健康是人类普遍关心的一个领域，提高人类生存质量、改善生存状态是全世界人民共同期盼的目标。从人类早期的自由行医到有组织地应对大规模疾病暴发、解决人群健康问题，人类不断探索如何在有限的资源条件下更加有效地提供卫生服务。

1. 公共卫生治理

过去相当长的一段时间内，个体行医人员为单独个体提供疾病治疗，受早期生产力水平和科学知识的限制，这种分散的、无组织的医疗服务对抗疾病的能力非常有限，大规模的传染病流行常常带来大量人群的死亡。

随着人类对疾病认知的增加，19 世纪中期，具有现代意义的"公共卫生理念"出现。"关注群体而非个体""以社会正义和公平为目标""强调预防而非治疗"等原则的提出，突破了原有的、以个体为主的、关注治疗的卫生服务过程，这些原则旨在通过动员全社会的力量去改善生存环境，达到控制疾病发生的目的。除了医疗技术，公共卫生需要从筹资、立法、社会公平等多个角度，协调不同行政部门之间、政府和私立部门之间的关系。

2. 国际卫生治理

人们普遍认为，国际卫生源于热带卫生。欧洲的医生和科学家最早对热带疾病展开研究，欧洲本身并不处于热带地区，但由于航海、贸易和对外扩张，欧洲商人、船员等在热带地区活动时常常会被感染，这些疾病与欧洲本土的疾病有很大差异，被统称为"热带病"。这种早期的跨区域卫生治理有明显的特点：①以热带地区传染病为主；②不同的国家或地区之间有卫生协作；③研究者开始关注跨区域的流动人口。19 世纪以前，对热带病的研究已经有了不同地区之间的合作，但还停留在非制度化的层面。

随着欧洲对外扩张的加剧，如何阻止外来传染病在欧洲的流行和蔓延、维持欧洲的经济发展，成为研究者重视的问题。19世纪初，欧洲建立了停船检疫制度，防止烈性传染病的扩散，这一制度的形成标志着原来松散的、非制度化的跨区域卫生协作上升到了制度化的层面，欧洲各地政府、研究机构和商人、医生、科学家共同参与到对烈性传染病的防控之中。

人们普遍认为国际卫生治理经历了三个阶段：第一阶段，19世纪上半叶，以欧洲建立停船检疫制度作为国际卫生治理的开端。第二阶段，19世纪中叶到第二次世界大战结束。1851年第一次国际卫生会议在巴黎召开，标志着以国际卫生会议和条例为主要手段的国际卫生治理体制的形成。第三阶段，第二次世界大战结束到20世纪90年代。这一时期主要是建立了以世界卫生组织为核心的国际卫生治理框架。在国际卫生治理阶段，各国政府仍然是该国卫生治理的主体，发展中国家是国际卫生关注的重点对象，并且卫生治理的对象仍以传染病为主。

3. 全球健康治理

同国际卫生治理阶段相比，全球健康治理的出现并没有一个明确的转折点。进入20世纪90年代，全球的政治、经济出现了新格局，"世界多极化""经济全球化"及信息时代的来临，使得各地在对外交流、经济发展、人员流动、环境保护等方面出现了很多重大变化，国际间人口流动的剧增、交通的便利带来的健康问题、跨国犯罪问题频繁出现。20世纪90年代以后，"全球健康"这一概念出现得越来越频繁，"全球健康"逐渐取代了"国际卫生"，被用来描述全球化背景下的跨国卫生问题。

在健康领域，仅靠一个国家或地区的政府卫生部门已不能应对全方位的、多角度的、跨国交流的问题，这些问题的解决需要越来越多的其他政府部门、非政府组织的参与，私立部门、慈善机构等随着全球治理的推进，在健康领域发挥出了重要的作用。

很多学者尝试给出全球健康治理的概念，具体的定义虽然不同，但是他们都强调治理的主体是多元的而非单个的，治理的规则体系是复杂的而非单一的。本书尝试给出如下定义：全球健康治理是政府、非政府组织和跨国组织之间，对全球健康问题进行管理的多种方式的总和。这是一个持续的过程，包括对冲突和各种利益之间的协调及采取各种合作活动。它既包括具有约束力并能有效实施的国际规则，也包括人民和机构相互达成一致或认为符合其利益的非正式安排。

二、全球健康治理的内涵

全球健康治理是一个综合性的兼容系统。它面临的问题不仅来自公共卫生领域，而且还会受到来自贸易、金融、外交和安全及不断融入的新领域的影响。Rosenau（2003）对全球健康治理有这样的描述：这不是一大堆杂乱无章的行动，而是一个系统；不是一个单一的系统，而是一个综合的系统；不是一堆静态的、不变的活动安排，而是一个综合的、不断适应变化的系统。

(一) 多主体参与的系统

作为一个综合系统，全球健康治理的特点之一是在多边关系基础上形成的网络系统。在国际卫生治理阶段，世界卫生组织是最主要的相关者，负责构建治理的框架，通过召开世界卫生大会，各成员方的卫生行政部门对国际卫生问题进行讨论、协商、治理。而在全球健康治理阶段，我们可以看到，参与到健康治理的相关者的类型更加多元化、数量呈指数增长，治理不再是一个单一的过程，而是一个综合的系统工程。

目前，全球健康治理网络除了包括原有的世界卫生大会、各国政府，还新纳入了联合国下属的联合国艾滋病规划署（UNAIDS）、世界银行、区域性银行（如亚洲开发银行）、世界贸易组织、以重大传染病为核心的国际非政府组织、基金会、私立部门等，各利益相关方在这个网络中，针对健康治理展开各种正式和非正式的合作。

值得注意的是，全球健康治理系统并非一个封闭的系统，而是开放式的。换言之，随着具体问题的变化，参与治理的各方可以变化其角色或重新建立新的合作关系。比如联合国儿童基金会（UNICEF），既可以是预防全球儿童营养不良计划的发起者，也可以是艾滋病预防行动的合作者之一。

(二) 多目标融合的系统

全球健康治理虽然仍然是以解决人类健康问题为目标，但在实际的治理过程中，它同时也广泛吸收了不同领域的目标，将营利性目标、技术和社会公益性目标等结合起来。比如盘尾丝虫病是非洲和美洲热带地区的流行病，盘尾丝虫寄生在眼部，会引起失明，给患者及其家庭带来极大的痛苦。药品生产厂家作为私立部门生产药品，是为了获得利润，但是通过第三方组织购买，然后捐赠给卫生服务系统的方式，饱受病痛折磨、无力支付的人可以重新获得健康，这样既满足了实现公众健康的社会目标，也满足了私立部门的经济目标，同时还使个体获得了继续生活和劳动的能力。目前在艾滋病疫苗、抗疟疾药物、抗结核药物开发等方面，我们都可以发现类似的、多目标结合的方式。

除了直接的疾病预防、治疗外，还有其他的、为实现全人类健康目标的混合方式和手段在发挥作用。例如，"获得健康的研究项目"（The Program for Access to Health Research），本来通过收取费用来提供相关卫生研究的资料，但对发展中国家该项目开启了免费的资料获取途径，这帮助发展中国家的研究人员能够更容易地获取到最新的研究方向和数据，促进这些地区的健康水平的提高。可以看出，同国际卫生治理相比，全球健康治理是一个将多种目标融合、更加包容的系统。

(三) "本土化" 的全球系统

参与全球健康治理的利益相关方越来越多，各方之间的相互交流和行动非常频繁，但治理的效果往往会有很大差别，有的时候很小的投入可能带来很大的健康变化，但有的时候即使投入了很大的成本，也可能收效甚微，甚至适得其反。

全球健康治理的实践表明，所有的治理项目需要与当地的实际情况相结合。全球的多个部门需要考虑治理问题，地区的政策背景、策略在当地的可行性，宗教和文化等多方面因素。由于不同地区的人群面临不同的问题，不同地区治理的效果可能是不同的，投入与效果可能是不对称的。为了保证全球健康治理的效果，除了"本土化"治理策略，相关者还需要一个透明的、负责任的运行机制，这个机制可以对治理的过程随时给予有效的反馈，使之能够达到预期的结果。

三、全球健康治理的相关领域

全球健康治理的主要对象是人类的健康问题，除了卫生问题本身之外，外交、环境与气候变化、安全等方面对全球健康治理也产生了不可忽视的影响。

（一）外交

外交是一个主权国家对外行使主权，处理国家关系和参与国际事务，实施对外政策的重要手段。随着全球健康治理的兴起，外交政策开始将卫生纳入对外交往的策略当中，全球健康治理的理念也得到了越来越多的国家和地区的响应与认可。

2007年，巴西、法国、印度尼西亚、挪威、塞内加尔、南非和泰国的外长共同发表了《奥斯陆部长级宣言》，发起了外交政策和全球健康行动（the Foreign Policy and Global Health Initiative，FPGH），提出将公共卫生作为外交政策的核心内容之一，从卫生角度阐述外交政策，促进卫生和外交实现共同目标。2017年，来自"一带一路"沿线及相关国家的13国医卫专家在成都共同签署了《成都宣言》，将共建一个国际网络合作平台，加快诊断、治疗和疫苗等领域的研究与转化，提升监测应对能力，最终助力实现2030年棘球蚴病等人兽共患病得到有效控制的目标。

从这些例子我们不难看出，原本相对独立的外交和健康领域，在全球化的背景下，正在发生越来越多的交集，跨国健康交流成为一国外交的重要内容，反过来，外交又成为全球健康治理实现其目标的重要手段。

（二）环境与气候变化

环境与气候变化是人们颇为关心的话题之一，环境和气候变化带来的威胁人类健康的问题，引发了大量的关注。联合国继千年发展目标（millennium development goals，MDGs）之后推出了17个可持续发展目标（sustainable development goals，SDGs），其中第6、13、14、15个目标分别是"清洁用水和卫生设施""气候行动""水下生物""陆地生物"，这表明气候变化和地球生态环境将是2015—2030年全球治理的一个重点范畴，全球必须尽快降低、消除气候变化可能给人类生存安全、健康安全带来的威胁。

环境从广义上包含了人类生存的自然环境和社会环境，清洁水资源的匮乏、空气污染的加重、极端天气的出现、物种多样性的丧失等都严重威胁着人类健康。世界卫生组织的统计报告显示（2019），2016年全球有700万人死于室内和环境空气污染，死于室内和环境空气污染的男性标化死亡率比女性高27%。近90万人的死亡与不安全的饮用水、不安全的卫生设施和缺乏卫生的环境有关。其中约47万的5岁以下儿童死于腹泻。尽管不同研究机构对环境污染造成的疾病负担的测算结果不一致，但可以肯定的是，环境污染对人类带来了负面健康结果。

以 CO_2 为代表的温室气体的排放量增加是引起气候变化的重要原因之一。气候变化导致的降雨、干旱、洪水及病虫害分布的模式的改变，对人类的健康产生直接或间接的影响。极端天气对粮食产量的影响、CO_2 造成的海水酸化对海洋生物的影响可能会引起新的食品安全问题，进而造成如营养不良等健康问题的出现。

鉴于环境和气候变化可能对人类的生存环境造成巨大威胁，全球健康治理将环境与气候变化作为重要的相关领域之一，以世界卫生组织为首的卫生相关机构积极地发起健康与环境安全的全球合作机制，提出人类生命需要保护免受气候风险影响的"底线"，卫生部门应该与其他部门合作，应对环境和气候变化的挑战。

（三）安全

传统的安全主要强调国家主权和领土完整，第二次世界大战结束后，全球性的大规模战争暂时不再发生，但地区间的冲突仍然不断，地区间的冲突导致的死亡、残疾、营养不良、经济衰落、贫困人口增加等问题一直是国际社会共同关注的焦点。

对于健康而言，安全是维护健康的重要基石，没有安全的生存环境，人类的健康也就无从谈起。随着全球经济的发展、政治体制的变革，安全的含义也在发生变化。联合国开发计划署（UNDP）在《人类发展报告》中指出，旧有的对国家安全的强调应该转移到对人类安全的重视上，从经由武力实现安全到通过人类发展实现安全，从关注领土安全到关注粮食、就业和环境安全。对于人类安全，UNDP 赋予了其七项核心价值：经济安全、食品安全、卫生安全、环境安全、人身安全、社群安全和政治安全。我们从这七项核心价值可以看出，这些核心价值都与人类的身体健康、精神健康及社会的良好适应性相关。其中经济安全不仅影响到个体是否能应对疾病经济负担，而且也涉及能否购买安全的食品，保证身体的营养状况。而社群安全（参加家庭活动和文化活动）和政治安全（行使基本人权）则反映出个体的精神健康和社会适应性。

第二节　联合国健康相关机构与全球健康治理

一、世界卫生组织

（一）概述

世界卫生组织是联合国下属的一个专门机构，是国际上最大的政府间卫生组织，总部设置在瑞士日内瓦。1946 年国际卫生大会通过了《世界卫生组织组织法》，1948 年 4 月 7 日世界卫生组织宣布成立。此后每年的 4 月 7 日也就成为全球性的"世界卫生日"。

世界卫生组织是联合国系统内卫生问题的指导和协调机构。它负责对全球卫生事务提供指导，拟定卫生研究议程，制定规范和标准，阐明以证据为基础的政策方案，向各地提供技术支持，监测和评估卫生趋势。

世界卫生组织的宗旨是使全世界人民获得尽可能高水平的健康。该组织给健康下的定义为"身体、精神及社会生活中的完美状态"。世界卫生组织的主要职能包括：促进流行病和地方病的防治，提供和改进公共卫生、疾病医疗和有关事项的教学与训练，推动确定生物制品的国际标准。

世界卫生组织的经费来源：一是会费，构成"正常预算"；二是组织机构等提供的专款及其他收入。

作为一个以技术为核心的机构，世界卫生组织的技术优势为其工作提出了重点和方向。目前，世界卫生组织面临的关键问题有以下几个。

1. 全球健康覆盖

其概念包含两层意思：一是指为保证获得良好的健康状况而具备的卫生服务的可及性，二是指为避免因病致贫而提供的卫生融资服务。世界卫生组织正在积极推动各地实现全民健康覆盖，并为其提供所需要的各种实质性建议。

2.《国际卫生条例（2005）》

《国际卫生条例（2005）》是世界卫生组织成员方和同意受其约束的其他国家（缔约国）之间有法律约束力的协议。《国际卫生条例（2005）》将其"目的和范围"界定为"以针对公共卫生风险，同时又避免对国际交通和贸易造成不必要干扰的适当方式，预防、抵御和控制疾病的国际传播，并提供公共卫生应对措施"。世界卫生组织按照《国际卫生条例（2005）》，恰当地发展各地卫生服务能力并完成进度报告。同时，世界卫生组织加强自身的系统建设，在出现公共卫生紧急情况时给予快速的、协调的应对方案。

3. 提高医疗产品的可及性

公共健康的公平性取决于基本的、高质量的、买得起的医疗技术的可及性，提高医疗产品的可及性是实现全民健康覆盖的必由之路。如何提供安全的、优质的、可支付的和有效的药品，如何继续支持各方面的创新（包括可支付的卫生技术、本地产品和国家卫生监管模式）是世界卫生组织始终关注的领域。

4. 跨领域合作

世界卫生组织积极与其他领域进行合作，探寻引起疾病和不良健康状态的原因，探索影响健康的决定性因素，提高卫生服务利用的公平性。

5. 慢性非传染性疾病

不断增加的慢性非传染性疾病正在侵袭个人、家庭和社区的健康，并且威胁着整个卫生系统。世界卫生组织正积极与多方合作，建立一个在国际、国家和地区水平上具有内在一致性的、多领域间的反应机制。

6. 卫生相关的可持续发展目标

"联合国千年发展目标"计划已经结束，其中三个与卫生密切相关的目标（减少儿童死亡率，改善孕产妇健康，对抗艾滋病、疟疾及其他传染病），在世界卫生组织和其他机构的努力下基本完成。2015 年 9 月，联合国又提出了"可持续发展目标"，全球健康治理相关的目标调整为"良好的健康和福祉"，2016 年起，世界卫生组织将可持续发展目标中关于健康目标的进展情况纳入卫生统计年度报告，以此作为新的工作方向。

（二）世界卫生组织参与全球健康治理的运作模式

世界卫生组织是资深的国际卫生治理参与机构，在这个方面有着丰富的经验，进入全球健康阶段后，世界卫生组织通过与国家、地区、科研机构、非政府组织等在资金、技术、项目上开展交流与合作，达到全面贯彻其功能、提升全球卫生水平的目的。在全球健康治理开展的过程中，一方面世界卫生组织同国际社会一同努力，为健康筹集更多的、更加可预测的资金；另一方面世界卫生组织与各地共同努力，采用更多筹集资金的方式，更加有效地使用可获得的资金，并监测资金的使用，推动各种卫生项目的开展。

1. 建立多层级的全球卫生治理系统，提高全球应对卫生问题的及时性、统一性

除了设在瑞士日内瓦的总部，世界卫生组织在全球还设有六大区域办事处，每个区域办事处负责与本区域内的国家、地区保持联系，提供技术支持，同时管理本区域获得的经费。

六大区域办事处分别为非洲区域办事处、美洲区域办事处、东南亚区域办事处、欧洲区域办事处、东地中海区域办事处和西太平洋区域办事处。

另外，世界卫生组织还设有法国里昂办事处、欧盟办事处和美国办事处，以加强同发达国家的联系与合作。

除了办事处，世界卫生组织还建立了全球卫生观测站（global health observatory），负责监测1000多项卫生指标的数据变化并进行分析，在六个区域办事处，世界卫生组织也设置了相应的观测站，为该地区的卫生发展提供数据支持。

通过建立办事处和技术机构，世界卫生组织在全球建立了一个广泛的卫生信息、卫生服务交流的网络，国家、地区间的卫生问题不再存在于某一范围内，卫生人员可以在全球范围内进行经验交流、疫情防控、技术革新、服务能力建设等一系列有助于提高全球卫生水平的活动。

2. 重视技术合作，在全球范围内建立技术伙伴关系

世界卫生组织是一个以技术为核心的国际机构，在多年的发展中，世界卫生组织意识到有效的技术、有力的科学证据才是推动全球卫生发展的关键动力。因此世界卫生组织历来很重视技术的发展，在全球建立了多个技术合作中心，如设在法国里昂的国际癌症研究机构、设在日本神户的卫生发展研究中心、设在马来西亚吉隆坡的全球服务中心等。

除了设立技术中心，世界卫生组织还与全球的科研、学术机构合作，共同完成相关项目。这些机构包括研究机构、高校或学术组织。这些机构一经选中，会被授予"世界卫生组织合作中心"的称号，由世界卫生组织总干事任命，每隔两年世界卫生组织对中心进行复评。

为了实现可持续发展目标，世界卫生组织还与联合国的其他机构积极合作，成立伙伴关系，比如联合国发起的"每个妇女每个儿童"项目中，世界卫生组织与联合国儿童基金会、联合国艾滋病规划署、联合国人口基金、联合国妇女署、世界银行形成H6合

作关系，共同应对妇女、儿童的健康问题。

二、联合国艾滋病规划署

（一）概述

联合国艾滋病规划署于 1995 年 7 月建立，1996 年 1 月 1 日在日内瓦正式开始工作，由联合国经社委员会通过，由世界卫生组织、联合国儿童基金会、联合国开发计划署、联合国人口基金、联合国教科文组织和世界银行六个联合国组织联合创建。设立该机构的主要目的是集中人力财力，加强联合国各机构在防治艾滋病方面的协调与合作，以及向发展中国家提供技术支持，更好地应对全球范围内的艾滋病流行。该机构的主要任务是帮助各地制订预防艾滋病的计划和政策，在医学研究和医疗技术方面给予合作，并更加有效地指导和协调有关国际机构对艾滋病的预防和调查研究工作，降低个人和社区（及特殊人群）对艾滋病的脆弱性和易感性，减轻艾滋病流行造成的影响。

经过二十多年的努力，全球艾滋病的防控取得了初步成效。联合国艾滋病规划署引领并激励着全世界共同努力，以期早日实现"零新发人类免疫缺陷病毒感染、零歧视、零艾滋病相关死亡"的共同目标。

（二）联合国艾滋病规划署参与全球健康治理的运作模式

1. 建立全球网络

在全球水平，联合国艾滋病规划署所起的作用在于政策开发、技术支持、宣传倡导和协调。同时，六个发起组织将艾滋病防治有关的活动和联合国艾滋病规划署的政策及策略进行密切整合，然后归入他们各自的工作当中。

六个发起组织并非在全球所有国家和地区都有分支机构，在有机构的国家和地区，这些组织的代表定期以"专题工作组"的方式，共同计划、设计和评估他们与艾滋病防治有关的活动。另外，联合国艾滋病规划署的"项目顾问"在所在的国家和地区支持"专题工作组"的工作，并加强与相关部门的合作，提供技术帮助。其合作伙伴包括政府部门、以社区为基础的组织、非政府组织、私营部门、学术和研究机构、宗教和其他社会文化机构及人类免疫缺陷病毒感染者和艾滋病患者。

2. 积极发展公民社会组织

公民社会组织对联合国艾滋病规划署产生的影响重要而深远。与公民社会组织的合作在联合国艾滋病规划署建立伊始，即成为机构的重要原则和工作机制。

与各地公民社会组织保持伙伴关系，是进行强有力艾滋病应对的根本。最重要的是，伙伴合作能够帮助病毒感染者获得治疗、免受歧视的权利。

联合国艾滋病规划署已在多个国家和地区，为这些对地方和区域起到重要作用的公民社会组织的干预工作提供协助。联合国团队也持续提供相关的和可能的技术及资金支持，包括沟通、战略信息、政策发展、倡导、领导力建设、督导和评估及经验总结等方面。联合国艾滋病规划署也帮助提高了许多本地项目的知名度，并宣传它们面临的困扰和需求，使相关问题能够在全球层面得到认可和解决。向公民社会组织代表进行广泛咨询也是多数联合国艾滋病规划署共同发起机构的定期工作。例如，联合国难民事务高级专员办事处（UNHCR）每年组织咨询会，促进办事处、非政府组织和政府部门间对难民事务的沟通。另外，许多联合国艾滋病规划署共同发起机构对公民社会组织提供资金和技术支持。例如，世界银行将其与社区机构的伙伴关系视为在非洲开展多国艾滋病旗舰项目（MAP）的基础。

3. 充分培养目标国自身防御艾滋病的能力

联合国艾滋病规划署以战略眼光扶植并扩大多部门参与的艾滋病防治工作体系。联合国艾滋病规划署的工作重点依当地的实际情况和需求而确定。联合国艾滋病规划署收集全球的艾滋病防治实践经验，确定那些已经被证实有效的政策和策略。这些政策和策略在被采纳、推广以前，应该经过分析，酌情采纳。联合国艾滋病规划署也支持那些旨在降低人类免疫缺陷病毒传播速度、改善病毒感染者和患者生活质量的新方法和改革性措施的研究，如：疫苗的开发、降低母婴病毒传播速度的方法、预防和治疗病毒感染个体条件致病菌感染的方法。

全球艾滋病防治的合作伙伴关系强调确保病毒感染者和受艾滋病影响者的完全参与；支持青少年行使不断增强的领导权；促成政府利用战略信息形成有据可依的、以权利为基础的防治工作，从而产生最大的投资回报；调动私营部门参与，促进创新；充分调动其他部门为艾滋病防治工作做出贡献。

4. 大力倡导全球合作

艾滋病防治工作需要全球更加团结、共担责任。一方面，加大对倡导工作的投入，鼓励北半球继续承诺对南半球各国发展工作的支持。另一方面，利用相关政策或机制，鼓励新兴经济体逐渐承担更多的国内艾滋病防治经费，并为全球防治工作提供资助。

确保全球继续向最不发达国家和地区提供技术和资金支持，建立和加强国家机构，以进行有据可依的、以权利为基础的防治工作，从而大幅减少新发感染人数。

三、联合国儿童基金会

（一）概述

联合国儿童基金会简称儿基会，创建于1946年12月，原名"联合国国际儿童紧急救助基金会"。创建初期其主要是为了满足第二次世界大战后欧洲与中国儿童的紧急需求。1950年后，其目标扩大为满足全球所有发展中国家儿童与母亲的长期需求。1953年，联合国儿童基金会正式加入联合国系统，成为其永久成员之一，致力于保护和实现世界各地母婴与儿童的生存、发展、受保护和参与的权利，成为全球主要的儿童权利倡导机构。

联合国儿童基金会的总部设在美国纽约，其在191个国家和地区设有办事处，是世界上主要的儿童权利倡导机构。抚养和关爱儿童是人类发展的基石，联合国儿童基金会就是为了实现这一目的而创立的，同时其与其他机构共同努力，克服贫困、暴力、疾病和歧视给儿童成长之路带来的障碍。联合国儿童基金会支持《儿童权利公约》，在联合国千年目标基本实现的基础上，继续对联合国可持续发展目标予以积极响应。

（二）联合国儿童基金会参与全球健康治理的运作模式

在全球健康治理方面，联合国儿童基金会认为，如果提供以社区为基础的卫生服务，并辅以强有力的转诊系统作为依托，将挽救数百万儿童的生命。因此，着眼于社区是联合国儿童基金会参与全球健康治理的重要方式之一。

1. 积极倡导初级卫生保健服务

儿童健康、母婴健康是联合国儿童基金会关注的首要目标，国家健康援助计划的首要目标是促进国家卫生系统的基本改善，特别是初级卫生保健服务。2018年，全球初级卫生保健大会重申了初级卫生保健对可持续发展目标实现的重要性，目前联合国儿童基金会与世界卫生组织共同领导全球初级卫生保健工作。

在初级卫生保健服务方面，联合国儿童基金会帮助当地政府完善融资策略，提供相应的物资和基本卫生用品，培训卫生服务人员。2018年，有6万名社区工作人员参与了联合国儿童基金会组织的技能提升计划。

2. 扩大高影响干预措施的规模

针对每个国家和地区特定的疾病负担情况，2018年，联合国儿童基金会在全球孕产妇死亡率、新生儿死亡率较高的23个国家开展了有针对性的支持行动，其中16个国家启动了对"袋鼠妈妈式护理"（Kangaroo Mother Care）行动执行情况的监测，6个国家为850万育龄妇女注射了破伤风疫苗，预防孕产妇和新生儿因破伤风死亡。在疟疾高发的国家，联合国儿童基金会为17个国家的2830万人提供了具有杀虫功能的蚊帐。

3. 发起倡议活动，促进健康行为

健康的行为与良好的健康之间有直接的联系。全球每天约有1.5万名儿童死亡，其中大多数死于可预防的情况，包括营养不良、超重、交通意外等。联合国儿童基金会通过与政府、健康工作人员合作，借助于社区，在家庭和社区范围内帮助开展促进健康行为的活动。由联合国儿童基金会发起的"洗手"（WASH，Water、Sanitary、Hygiene）行动、推广接种百白破疫苗等已经被证实能够促进儿童健康与发展。

4. 致力于发展以循证为基础的决策模式

联合国儿童基金会利用追踪评价指标来加强以数据为基础的计划制定、监测和评估。以数据为基础的项目协调和使用追踪指标来进行监督和评价的模式正在形成新的发展重点。联合国儿童基金会通过开展健康状况评估，积累相关案例的数据、信息，建立"地区－全球"的循证决策过程，让成功的社区经验推广到全球，使更多人受益。中国近年来孕产妇死亡率大幅度下降，引起国际社会关注，联合国儿童基金会通过与中国政府、科研机构合作，将中国成功的经验总结出来，向非洲地区推广，希望能降低这些地区的孕产妇死亡率。

5. 为儿童联合起来，发展新的伙伴关系

联合国儿童基金会的首要目标是使所有相关的人员联合起来，为妇女和儿童尽可能提供最好的效果。因此团结尽可能多的全球力量是联合国儿童基金会的主要做法之一。

联合国儿童基金会有广泛的合作伙伴关系，除了世界卫生组织、捐款人、各国政府、慈善机构、私人机构、儿童等，联合国儿童基金会还不断寻找新的合作伙伴，从更宽泛的角度为儿童的成长发展考虑。

四、世界银行集团

（一）概述

世界银行集团（World Bank Group，WBG）成立于 1945 年 12 月，1946 年 6 月开始营业，总部设在美国华盛顿，是联合国的下属机构，简称世界银行（WB）。目前，世界银行由国际复兴开发银行、国际开发协会、国际金融公司、多边投资担保机构和解决投资争端国际中心五个成员机构组成，这五个机构分别侧重于不同的发展领域，但都运用其各自优势，协力实现共同目标。有的时候世界银行也专指国际复兴开发银行。

（二）世界银行参与全球健康治理的运作模式

作为帮助全球根除贫困、走向共享繁荣之路的国际组织之一，世界银行非常重视发展中国家在健康领域的发展，因为从人力资源的角度，只有更加健康的劳动力，才能创造出更好的经济成果，才可能帮助一个国家摆脱贫困、走上富裕之路。

1. 充分发挥融资功能，提供多元化卫生筹资

全民健康覆盖（universal health coverage，UHC）的主要内容之一是个人支付卫生费用的比例控制在一定范围之内（世界卫生组织建议不超过 30%），避免因病致贫的情况发生。世界银行对此提出了相应的计划：帮助发展中国家实现全民健康覆盖，将全民健康覆盖的建设作为解决国家层面人群整体健康水平的重要目标；帮助筹建一个"优质、便宜"的医疗服务体系，不管是否有能力支付，个人都可以享有医疗服务。

2007 年，在《健康、营养和人口新战略》（简称《战略》）中，世界银行确定了将卫生公平性和规避疾病经济风险作为工作领域。《战略》将"预防因病致贫（提高卫生融资的保护性）"确定为四个战略性目标之一。

通过向发展中国家提供低息贷款、无息贷款和赠款，以及采用联合融资、建立信托基金的方式，世界银行对卫生及相关领域的投资进行支持。

除此之外，世界银行还创新性地引入了基于结果付费的筹资方式（results－based financing，RBF），将项目实施的效果与项目资助或贷款相结合，这种方式对于提高项目产出、改进服务质量大有裨益。

2. 提供技术支持和培训

世界银行的健康团队通过发表关于健康状况、卫生保健可及性、卫生融资等不公平问题的全球统计数据，来引起人们对公平性问题、卫生融资问题的关注和重视。

健康公平性和融资保护的数据表能够简明扼要地反映低收入和中等收入国家和地区卫生部门的公平性和卫生融资方面的关键统计信息。数据表涵盖的主题包括：健康结果、健康行为和卫生服务利用的公平性，收益率分析，卫生融资规避健康风险的能力，卫生服务筹资的累进税。数据的来源有人口与健康调查，世界健康研究，多指标群调查，生活标准和测量研究及其他家庭研究。对所有的国家和地区都使用一系列共同的健康指标。

目前，世界银行通过培训各地政府官员、政策制定者和研究人员，教他们如何测量和监督与健康相关的各类指标，提高各地在卫生政策制定、数据管理、数据分析、项目开发等方面的能力。

3. 推动多方合作关系的发展

在参与全球健康治理方面，世界银行还将提高全球健康援助的效果作为一个重要的目标。世界银行不仅积极参与国际健康合作组织（International Health Partnership，IHP）的活动，同时积极增加民间社会组织参与健康活动的渠道，使更多的机构、组织参与全球健康的治理。

五、联合国人口基金

（一）联合国人口基金概述

联合国人口基金属于联合国，于 1969 年开始正式运作，总部设在美国纽约。其主要职责是帮助发展中国家解决人口问题，是人口问题援助方面最大的国际组织。

联合国人口基金的领导机构是执行局。执行局成员由经济和社会理事会依据按地分配原则和主要捐款国、受援国的代表性原则选举产生，任期三年。执行局每年举行三次常会、一次年会。执行局负责审核批准人口基金向发展中国家提供的援助方案，审查批准人口基金的行政、财务预算等。秘书处在执行主任的领导下处理日常事务，并在 60 多个国家设有办事处。执行主任任期 5 年。其资金来源为各国政府的自愿捐款。

促进生殖健康和生殖权利是联合国人口基金的核心使命。其活动的开展主要是保证下列目标的实现：降低孕产妇死亡率、青春期生育率、人类免疫缺陷病毒感染在青年人当中的流行率、五岁以下儿童死亡率，减少家庭或同居情况下的意外妊娠。目前，生殖健康对发展的重要性已经得到了国际社会的高度认同。继联合国千年发展目标之后，联合国人口基金又推出了符合可持续发展目标的"三个零"计划：到 2030 年，家庭计划需求未满足情况为零；可预防的孕产妇死亡数为零；针对妇女和女童的性别暴力和有害实践，如童婚和割礼行为为零。

（二）联合国人口基金参与全球健康治理的运作模式

联合国人口基金致力于世界人权的进步，使人人享有平等的权利和保护。

联合国人口基金是推动人口状况改善的重要力量。通过与政府、其他联合国机构、民间社会团体、私人部门的合作，联合国人口基金使数以百万计人民的生活切实发生了改变。

1. 技术指导和培训

联合国人口基金帮助各地运用人口数据来评估和预测需求，监测进展和存在的差距，并为在这一领域共同工作的伙伴提供技术指导、培训，以提高他们在这一领域的能力，努力保证生殖健康，使妇女与年轻人的权利始终被放在工作的中心位置。

以 1994 年国际人口与发展大会（ICPD）制定的行动纲领和可持续发展目标为指导，联合国人口基金与政府、民间社会团体及其他机构合作，共同完成工作。

2. 通过影响政策和立法保护生殖权利

联合国人口基金在保护生殖权利方面，采取的有效方法之一就是影响政策和立法。例如，基金通过与国会议员紧密合作，努力提出相关倡议，使人们意识到生殖的权利。在危地马拉，联合国人口基金帮助利益相关者达成广泛的共识，通过了一项开创性的法案，为妇女和她们的家庭带来健康。

3. 将生殖健康纳入基础教育，改变社会意识

通过实施促进课程改革、培训师资等战略，联合国人口基金致力于改善生殖健康质量。联合国人口基金做了大量宣传，设法让妇女和女童教育问题作为国际和国家议程中的优先事项。联合国人口基金对全民教育所做的贡献包括：在国家层面进行校内和校外活动，宣传妇女和女童平等享受基本教育等。联合国人口基金还设法改善教育的质量，促进课程的改革，把成年人和未成年人的生殖健康、人口和家庭生活教育、生活技能、同龄相互教育、安全教育等纳入课程，成为学校教学的内容。联合国人口基金还提倡较有效的教学方法，编制有关的教材，帮助进行师资培训，确保教育能同联合国人口基金的方案相互配合。所有这些工作都是要设法提高教育的质量，使教育更能切合当今的现实。此外，联合国人口基金还在全球、区域和国家各层面之间进行机构间合作，支助"联合国女童教育倡议""联合国扫盲十年"等全球性的行动。

六、联合国妇女署

（一）概述

联合国妇女署是联合国直属机构，成立于 2010 年，总部设在美国纽约。妇女署致力于改善性别平等和为女性争取权利。性别平等不仅是一项基本人权，而且其具有巨大的社会影响力。赋予妇女权利能够促进经济繁荣，促进生产力。然而，性别不平等的思想在多数地区都根深蒂固，妇女缺乏获得体面工作的机会，面临职业隔离和性别工资差距。她们经常得不到基本教育和医疗保健，世界各地都存在着妇女遭受暴力和歧视的情况。在政治和经济决策过程中，女性的代表性也显得极其不足。作为联合国直属机构，妇女署与各成员方保持密切互动，推动各国、各地区性别平等问题的改善。

（二）联合国妇女署参与全球健康治理的方式

总体而言，联合国妇女署的主要目标是女性在政治、经济上的平等发展，健康并不是妇女署的主要关注点，但妇女署在全球健康治理的问题上依然发挥了作用。

1. 在国际层面寻求伙伴关系，从女性权利入手解决健康问题

作为一个关注女性和女童权利的国际机构，联合国妇女署的工作紧紧围绕着联合国可持续发展目标。基于可持续发展目标的第五个目标——性别平等，联合国妇女署关注两个内容：性别暴力和无偿家务。性别暴力会引起一系列女性健康问题，如人类免疫缺陷病毒感染、流产、外伤、心理障碍等。

针对女性遭遇暴力的情况，联合国妇女署与联合国人口基金、世界卫生组织、联合国开发计划署、联合国毒品与犯罪问题办公室携手发起了"联合国针对受暴妇女和女童基本服务全球联合项目"，旨在为遭受性别暴力的妇女和女童幸存者提供一套跨多个领域、优质的基本服务，其中包括卫生服务和心理健康咨询服务。2018年，联合国反女性暴力信托基金（由妇女署管理）出资4600万美元，为70个国家的125个项目提供了支持。

2. 依托联合国平台，推动成员方在政策和法律上保护妇女权利

1995年，在北京召开的第四次世界妇女大会制定并通过了《北京宣言》和《行动纲领》，这两份文件至今仍然是全球妇女问题的重要指导文件。文件中与女性健康相关的问题包括暴力、分娩、女童营养、心理健康等。依托联合国平台，妇女署推动各成员方在法律和政策上做出努力，改善包括健康在内的妇女、女童相关状况。

（周晓媛）

【阅读材料】

世界卫生组织对卫生紧急情况的治理

传染病、灾害和冲突的暴发强化了这样一个现实，即世界仍然容易受到可能产生全球影响的突发卫生事件的影响。许多国家和地区管理危害、卫生紧急情况和灾害风险的能力仍然欠缺。

近年来，世界卫生组织比以往任何时候都承担了更多的业务职责。长期的冲突和薄弱的卫生系统意味着许多国家和地区的人们无法获得基本的卫生、营养和社会服务。在这些条件恶劣的地方，五岁以下儿童的死亡率、孕产妇死亡率、意外怀孕率、性暴力和性别暴力发生率、营养不良发生率、精神障碍发生率、免疫接种不足发生率和传染病暴发率较高。

冲突、气候变化、人口增长和人口流动正在改变我们的环境。研究估计有14亿人生活在脆弱、受冲突影响和易受伤害的环境（fragile, conflict－affected, and vulnerable settings, FCVs）中。受突发卫生事件影响的80%的人及由易流行疾病导致的70%的病例发生在受冲突影响的地方。要想满足这些地区的基本需求并提供全民健康覆盖，最大的挑战就是需要在卫生紧急情况下和卫生系统规划之间有不断创新的方法，以及与世界银行、联合国儿童基金会、世界粮食计划署等机构保持强有力的合作伙伴关系，形成互补的可运作框架，如"有效和可持续地提供加速援助的结果"协议。

面对这些变化，疾病传播模式正在发生巨大变化，跨越国界并影响新的人群。致命

疾病在城市地区的暴发正在成为新的常态。在人口高度流动、卫生系统举步维艰和长期冲突等相互关联的挑战中开展工作十分困难。

所有这一切意味着世界卫生组织作为召集人和首席协调员的作用比以往任何时候都更加重要。我们在世界卫生组织突发卫生事件规划中的任务是通过帮助各国更好地准备、预防、发现和应对我们今天面临的无数健康风险来保护弱势群体。这需要世界卫生组织把合作伙伴聚集在一起，提供技术指导和支持、分享信息、执行相关任务。

【参考资料】

[1] National systems to support drinking－water, sanitation and hygiene：global status report 2018 [R]，UN_WATER，2019.

[2] UNAIDS DATA 2018 [R]. UNAIDS，2019.

[3] Helping zambia Invest in its human capital [EB/OL]. https：// www. worldbank. org/en/results/ 2019/08/30/helping－zambia－invest－in－its－human－capital.

[4] Annual report 2019 [EB/OL]. https：//www. icrc. org/en/document/annual－report－2019.

[5] International activity report 2018 [R]. doctors without border，2019.

[6] One vision, three zeros：annual report 2018 [EB/OL]. https：// www. unfpa. org/annual－report －2018.

[7] For every child, every right ：annual report 2018 [EB/OL]. https：// www. unicef. org/reports/ convention－rights－child－crossroads－2019.

[8] Annual report 2018－2019 [EB/OL]. https：//annualreport. unwomen. org/en/2019.

[9] 北京宣言和行动纲要 [R]. 联合国妇女署，1995.

[10] History of ICD [EB/OL]. https：//www. who. int/classifications/icd/en/.

第九章　全球健康研究

【本章提要】

全球健康作为一门独立的学科，其研究价值不言而喻。本章就开展全球健康研究的重要性、全球健康的主要研究领域及主要用到的研究方法进行简单介绍，以帮助读者大致了解全球健康研究。

第一节　全球健康研究的重要性及主要领域

一、全球健康研究的重要性

全球健康研究帮助人们了解全球范围内各种疾病的发病率和患病率、导致这些疾病的危险因素和不同干预的有效性。掌握基本的收集、分析和总结全球健康数据的方法有助于开展全球健康的实践。

卫生或健康领域的研究范围很广，涵盖了分子层面、细胞层面、人群层面。全球健康主要关注人群层面的健康问题（即公共卫生）。公共卫生研究的目的包括对新的卫生问题进行识别和分类，决定疾病相关的危险因素，开发和测试新的预防或治疗疾病的干预方法，评价卫生政策对健康结局的影响及综合现有的知识。

流行病学研究的是发病、死亡和残疾在人群的分布及相关决定因素。流行病学研究人员和其他公共卫生研究人员针对那些发生在特定人群的健康问题及这些人群的特征进行数据的收集和传播。这些数据资源可以帮助临床人员诊断疾病、开具处方和鼓励患者采取更健康的行为生活方式。它也可以帮助社区确定自己的主要公共卫生问题，设计项目来解决这些问题，并对这些项目进行评估。此外，这些研究也可以给循证（evidence－based）政策和项目的制定提供依据。

每个月，主要的国际组织都会发布几份重要的全球卫生报告，全球的研究人员也会发表数千篇全球健康有关的学术性和专业性论文。这些研究方法可以帮助全球健康相关人员，针对特定的健康问题和特定的人群进行特定的处理。

二、全球健康研究的主要领域

处理全球健康问题通常需要多学科、跨学科的合作。健康或卫生本身就是很广的概念，它受到社会、经济和政治等多方面的影响，全球健康更是如此。虽然疾病通常由微生物等引起，但是它也受到很多非微生物等因素的影响，如饮用水的短缺、森林的退化、温室气体的排放、贫困人口的增加、经济的不稳定、贸易、战争和冲突等。

全球健康领域研究的重点方向有心血管疾病和肥胖，新发传染病，癌症，全球环境卫生，心理健康，妇女、青少年和儿童健康，卫生系统等。

在心血管疾病和肥胖方面，肥胖在全球流行，糖尿病和心脏病等在发达国家和发展中国家流行。特别是在快速发展的国家，这些心血管疾病的发病率和患病率呈现快速增长的势头。此外，在撒哈拉以南非洲的部分地区，这些慢性病也在流行。根据世界卫生组织 2011 年的相关数据，由心血管疾病造成的死亡中，超过 82% 发生在中低收入国家，且男、女群体中的发病率没有差异。在心血管疾病中，高血压和心脏病是两种引起广泛关注的疾病，主要是因为它们是很多更为严重的疾病的诱因。

新发传染病同样是全球健康领域研究的一项重点。20 世纪 80 年代以来，全球平均每 7 个月发现 1 种新的病原体，威胁人类的健康。例如，近几年来出现暴发式流行的埃博拉出血热，在部分非洲国家流行。其致死性很强，且可以通过接触尸体等方式传播，因此危害较大。目前还没有有效的疫苗可以预防该种疾病，因此相关的研究人员正在致力于找到该病毒的自然宿主，从而开发相应的疫苗来保护高风险群体。

根据相关数据，2008 年癌症在全球造成了约 760 万人死亡，约占当年总死亡人数的 13%。而且这一数字正持续上升，预计在 2030 年，将有 1140 万人死于癌症。在所有因为癌症死亡的人中，大约 70% 的死亡病例来自中低收入国家。针对癌症的研究涵盖了多种病种，包括结直肠癌、宫颈癌、肺癌等，且研究覆盖了各个阶段，包括预防、治疗、预后。例如，宫颈癌的早期筛查研究在发达国家、发展中国家广泛开展。

环境卫生能够影响很多疾病的发生。世界范围内，大约 24% 的疾病负担和大约 23% 的死亡可以归因于或部分归因于环境因素。不安全的饮用水、室内和室外的空气污染、气候变化等都可以导致营养不良、癌症、霍乱和疟疾等的发生。环境因素对于人类健康的影响是全方位、多角度的，因此需要多个学科的共同协作来探究其影响途径、机制及相应的干预方法。

理论上，心理健康问题占全球疾病负担的相当大一部分，但是由于种种原因，心理健康问题还未引起足够重视。世界卫生组织预测，到 2030 年全球疾病负担的伤残调整生命年的首要原因将会是抑郁，且药物滥用已经是当前世界范围内伤残的首要原因。心理健康问题不仅很难被发现，同时也很容易在发现后被忽视，尤其在中低收入国家和地区，当地的医疗资源极为有限，常常导致心理健康问题得不到应有的重视。心理健康问题不仅给个人、家庭和社会造成了极大的负担，同时也增加了患者患并发症的风险。尽管有效的心理健康管理方案是存在的，但是实施这些方案还面临着来自社会、经济和环境等方面的阻碍，特别是在资源有限的地区。在心理健康方面，全球健康研究所做的工作包括识别那些存在心理健康问题且需要帮助的人群，设计和实施相关的心理干预并且评估其效果。它们所关注的方向包括抑郁、心理创伤、药物滥用、严重精神疾病和自闭症等。所覆盖的人群来自全球多个国家和地区，包含妇女、儿童、老年人等。所开展的研究类型有预防/干预研究、工具/量表开发、定性评估、流行病学调研和随机对照研究等。例如，研究可以针对自然灾害（地震、洪水或海啸等）发生后幸存者的心理压力等健康问题，进行评估及制订相应干预措施。

　　妇女、青少年和儿童健康是一个越来越受到重视的全球健康领域。虽然从 1990 年到 2015 年，全世界范围内的母婴死亡率呈下降趋势，但每天仍约有 800 个妇女死于可预防的、可治疗的、发生在孕期和生产过程中的疾病。其中，孕期和生产过程中的死亡几乎全部来自中低收入国家，主要原因有严重的出血、感染、高血压和其他生产过程中的并发症。由于疾病能够通过母婴传播，孕产妇的健康与新生儿的生存有着极大的关联。虽然 5 岁以下儿童的死亡率在全球范围内已经取得了较大的进步，但是新生儿的死亡仍占儿童期总死亡的 46％。新生儿死亡和死胎的主要原因有早产、生产过程中的并发症和感染等。在过去的几十年，到卫生机构分娩的概率已经有了显著提升，但是相应的医疗质量水平还亟待提高。在青少年群体中，有越来越多的人参与吸毒、采取危险性行为或遭受身体心理的伤害等。许多未成年人死于车祸、自杀、暴力、孕期并发症和其他疾病。与前面提到的几个领域（如癌症、心理健康问题等）不同，全球健康研究中的这一领域针对的不是某种或某类疾病，而是某个特定的群体，其主要考虑孕产妇、青少年和儿童等典型的弱势群体，相较于其他群体，他们更有可能遭受某些特定的或常见的疾病，因此这一领域内的研究也是多学科、跨学科的。该领域内的研究可以包括在不发达地区开展的现况调查、影响因素分析、干预研究等。例如，某研究可以在撒哈拉以南的某个国家开展新生儿营养干预研究，并对干预的效果进行评估。

　　除了某个群体或某种疾病可以作为全球健康研究的某个领域，卫生或医疗系统的提升也可以成为研究人员的关注点。每一年，由于当地的卫生或医疗系统缺乏相关的经验、开展科研和分析的能力、资金支持和开展有效干预项目的执行能力等，很多人死于可预防或可治疗的疾病。其中，最重要的一个因素是人力资源的短缺。在中低收入国家，尤其是贫困国家，医疗卫生领域的从业人员是非常匮乏的。世界卫生组织曾经指出，全球有 57 个国家面临着医疗卫生从业人员短缺的问题，人员数量低于世界卫生组织的最低标准（每 1 万人需要至少 23 个医疗卫生从业人员，包括医生、护士、助产士等）。全球医疗卫生系统领域内的研究通过与其他学科的交叉融合与合作，致力于解决宏观层面的公共卫生问题。例如，他们可以和经济学研究人员合作，开展卫生经济的研究，将相关卫生规划或卫生活动的投入与产出相联系，并进行比较评价，从而间接提升本国或本地区的医疗卫生水平。此外，全球医疗卫生系统的研究人员还可以和人力资源管理等专业人员进行合作，开展医疗卫生从业人员的相关研究。全球医疗卫生系统的研究人员还可以和政策管理等学科的人员进行合作，开展与医疗卫生质量提升相关的研究。

　　全球健康研究涉及的领域包含了多个方向。同时，全球健康的研究往往需要多学科的交叉融合与合作。与通常意义上的公共卫生研究不同，全球健康研究需要研究人员具有全球化的视野、文化语言能力和不同社会背景下解决问题的能力。

第二节　全球健康研究项目类型

卫生领域的研究有着特定的步骤。首先，研究人员找到一个研究问题，并且选择合适的研究途径。然后研究人员设计研究方案，之后就开始收集数据。收集数据的方式包括与人们交谈，开展实验室研究，获取有关报告等。在分析完收集到的数据后，研究者可以通过海报展示、口头报告和论文发表的形式传播研究发现（图9-1）。

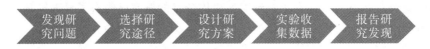

发现研究问题　　选择研究途径　　设计研究方案　　实验收集数据　　报告研究发现

图9-1　研究过程

人群健康领域的研究主要分为原始研究和二次研究。其中，原始研究是最基本的，它主要从特定的人群中收集新的数据，比如在某个学校的学生中或在某个社区的部分居民中收集数据、进行研究。原始研究一般是观察性的，通过邀请研究参与对象完成一份问卷的形式收集数据。有些原始研究是试验性的，通过邀请某些参与对象参加某些活动来开展研究，比如邀请普通人群每天坚持参加锻炼或坚持服用某种药物。原始研究的成果发表在报纸期刊后，就可以产生二次研究。二次研究指的是利用已发表论文的数据进行再次分析，并且进行发表。常见的二次研究有文献综述、Meta分析等。原始研究和二次研究都可以在文献数据库中搜索到。常见的文献数据库有PubMed、Embase和Scopus等。

对于全球健康而言，研究者需要对疾病的发生和流行、疾病的危险因素和其他有关信息有全球化层次的了解。全球健康的研究可以对所有现有的原始研究或二次研究进行整理和总结。这些研究对某个特定的问题进行全面分析，以综合了解该问题在全球的情况，而且这些研究的结论可以用来预测未来全人群的健康状态。世界卫生组织和其他国际组织发布的大多数全球健康报告均是采用这种方法对原始研究和二次研究进行总结。这些报告向世界各个国家和地区的政策制定者、公共卫生专家和其他人员提供了宝贵的信息，并帮助他们提高当地人群的健康水平。常见的研究类型有观察性研究、试验性研究等。

一、观察性研究

大多数基于人群的公共卫生研究都会使用观察性的研究方法。观察性研究指的是研究人员通过观察人们正在做什么或询问人们过去做了什么来了解情况。它并不涉及干预或试验，其目的主要是了解人群的本身。观察性研究分为两种情况，第一种是描述性研究，第二种是分析性研究。描述性研究旨在描述某个人群的构成、某个人群中某些危险因素的流行情况或某个人群中某种疾病的发生率。描述性研究主要回答以下问题：谁（Who）、于何时（When）、在哪里（Where）。分析性研究旨在理解某个人群中某些危险因素和某种疾病的关联、这种关联的强弱，且需探讨为什么会有这种关联。

（一）流行病学调查

流行病学调查也叫横断面调查（cross-sectional survey），被用来了解某个时间点上某人群的健康状态。其研究计划较为简单：首先招募一定数量的、具有一定代表性的样本（人群），然后通过问卷等方式了解一系列的信息，最后通过分析收集到的数据来看多大比例的人群拥有某种特征。问卷涵盖的范围可以非常广，包括基本的社会人口学特征（如年龄、性别、家庭年收入、受教育水平等）、危险行为（如吸烟、酗酒、不参加锻炼等）、不同的危险暴露（如空气污染等）及参与对象所患的疾病。除此之外，调查还可以包括KAP，即知识（knowledge）、态度（attitudes）或信念（beliefs）、实践（practice）或行为（behavior）。

在公共卫生研究中，流行病学调查是常见的研究类型之一。它通常被用作评估社区需求或评估某种健康促进项目的效果。在时间和预算有限的时候，流行病学调查非常有用，因为它可以快速且经济地收集数据。

关于实施流行病学调查或横断面调查，有两点需要特别注意。首先，需要保证招募到的研究对象在拟调查人群中的代表性。例如，某研究想要在某大学了解学生的身体健康状况和参加锻炼的情况，那么招募研究对象就不应该着眼于该大学的某些运动俱乐部。因为参加运动俱乐部的大学生相较于其他未参加的大学生而言，他们参加身体锻炼的情况可能更为常见且他们的身体健康状态也可能更优。另外，横断面调查所了解的暴露和结局（疾病）都是同一时间的，因此不能基于所收集的数据来推断因果关系。例如，某研究调查了全国范围内的老年人午睡的情况和糖尿病的患病情况，数据分析发现老年人中倾向于午睡且午睡时间更长的人患有糖尿病的情况更普遍，但是研究者不能基于此推断老年人午睡可造成患糖尿病的风险增高。该类型的研究不能告诉我们是糖尿病发生在前还是午睡发生在前。

（二）案例系列研究

案例系列研究（case series study）关注患有同样疾病（或拥有同样暴露）的一群人的特征，它有别于案例研究（case study）。通常而言，案例研究仅仅描述性地分析某一个患者/个体，而案例系列研究则关注两个或两个以上的患者/个体。大多数的案例系列研究资料是由临床人员撰写的，其主要是关于患有某种疾病的患者的医疗记录信息。案例系列研究的目的是了解患有某种疾病的人群的人口学特征、描述某种罕见疾病的出现或分析某种疾病的典型发展情况。由于案例系列研究通常不与健康人群进行比较，因此不能基于该研究分析可能的危险因素。

（三）病例对照研究

病例对照研究将患有某种疾病的人（病例组）与具有相似特征的不患有这种疾病的人（对照组）进行比较，以了解他们过去的暴露情况。研究中，病例组和对照组的参与对象会被问到他们的健康相关行为（如过去及现在的饮食行为、身体活动、吸烟和饮酒等）、环境暴露情况及健康史。如果病例组和对照组完成问卷的人数达到要求，研究者就可以利用统计分析方法，找到病例组的暴露因素。

病例对照研究对于罕见病的研究意义重大。由于罕见病的发病率极低，如果要在正常人群中找到该类患者，无疑需要巨大的样本量，而病例对照研究则可以通过采用首先找到患者（如从医院的某个科室）、再匹配具有相似特征的健康人群的方法来进行比较研究。病例对照研究对于找到以往的、可能导致发病风险增加的暴露同样具有重要作用。但是，研究者需要注意对结果的解读，因为以往的暴露情况一般是通过问卷收集的，而参与对象有可能对过去的情况记忆不清，从而导致回忆偏移。

研究某种暴露和某种健康结局之间的关系常用的一种方法是创建一个 2×2 的表格（表 9-1）。在这个表格中，两行用来表示暴露的情况（暴露，无暴露），而两列则用来表示疾病的状态（患病，没有患病）。由此可以形成四种情况，即暴露且患病的、暴露没有患病的、无暴露但是患病的、既无暴露也没有患病的。研究的每一个调查对象都会被归到这四种情况中的一种。

表 9-1　研究暴露和结局之间关系的 2×2 表格

	患病	没有患病
暴露	150	20
无暴露	30	100

在揭示暴露和疾病关联的指标中，最典型的是比值比（odds ratio，OR）。比值比指的是两个比值的比，第一个比值是在患病人群中，暴露与无暴露的比；第二个比值是在没有患病的人群中，暴露与无暴露的比。比值比是第一个比值与第二个比值的比值。比值比等于 1 意味着在该人群中，暴露和疾病之间没有关系，因为患病组和非患病组中的暴露和非暴露情况没有差异。相应地，如果比值比小于 1，那就说明患病的人相较于没有患病的人而言，更不可能有暴露的情况。这说明患病和暴露之间是有关系的，但是暴露对于疾病的发生可能是一种保护因素。

研究往往在大人群中抽取一定比例的人，因此所得到的比值比不能直接用于分析整个大人群。比如在某大学中随机抽取 50% 的大学生进行研究，那么得到的比值比便不能直接用于说明该大学的所有大学生，因为两者之间会存在一些偏差。因此，研究人员用置信区间（confidence interval，CI）来表示比值比的不确定性。通常情况下，研究人员使用的是 95% 的置信区间，它指的是大人群中的真实比值比有 95% 的概率落在这个区间以内。假如计算出的 95% 置信区间不包含 1 且大于 1，如（1.2，2.0），那么表明该暴露具有统计学意义，且该暴露在大人群中是危险的。假如计算出的 95% 置信区间不包含 1 且小于 1，如（0.6，0.8），那么表明它也是具有统计学意义的，且该暴露在大人群中具有保护作用。假如计算出的 95% 置信区间包含了 1，那就意味着没有明显的证据证明暴露和疾病之间在大人群中具有统计学关联。

（四）队列研究

队列指的是一群相似的人，队列研究则指的是通过招募一群具有相似特征的人，随访观察他们今后的变化。研究开始的时候，研究人员针对所有的参与对象，进行社会人口学特征、健康行为、健康状况等情况的调查。需要注意的是，这个阶段研究人员需要确认纳入研究的参与对象中没有人已经患上了研究重点关注的某种疾病。在接下来的数月或数年间，研究人员将随时了解参与对象的情况，统计该队列人群中有多少人患上了他们所关注的疾病，然后通过统计学方法来比较队列人群中具有某种暴露特征的人患有某种疾病的概率与队列人群中不具有某种暴露特征的人患有某种疾病的概率，如果前者的概率显著大于后者，则说明该暴露很有可能是这种疾病的危险因素；如果前者的概率显著小于后者，则说明该暴露很有可能是这种疾病的保护因素。

相较于前面讲到的横断面研究或病例对照研究，队列研究具有一个很大的优势，那就是确定因果关系。在横断面研究中，由于暴露和结局是同时收集的，因此研究人员并不能确定暴露和结局发生的时间先后顺序。而在队列研究中，由于事件发生的先后顺序是已知的，因此研究人员可以进行因果关系的推断。比如某糖尿病队列研究，研究人员首先招募一定数量的未患有糖尿病的人群，了解其暴露等情况，然后通过随访观察来确定后来的糖尿病发病情况。如果午睡的人中患糖尿病的概率远远大于不午睡的人患糖尿病的概率，那么就可以确定午睡是导致糖尿病发病的危险因素之一。队列研究还能够帮助测量某个人群中某种疾病的发病率。由于队列招募的是不患有某种所关注疾病的人群，那么通过一定时间的随访，就可以确定该种疾病在该人群，甚至是大人群（如果招募的研究对象具有代表性的话）中的发病率。此外，队列研究还可以应用于罕见暴露的研究。比如研究人员想要研究某种工业化学物质的暴露对人群的影响，但是该种暴露对于普通人群而言非常少见，那么研究人员可以选择有这种工业化学物质暴露的工厂的工人进行队列研究。在随访一定的时间后，研究人员就可以确定该种物质的暴露对于人们的健康状况的影响。

对于队列研究而言，最常用的两种测量指标是率比（rate ratio）和归因危险度（attributable risk）。率比又叫危险比（risk ratio）或相对危险度（relative risk），简写为 RR，将暴露组的某种疾病发病率和非暴露组的某种疾病发病率进行比较，从而得出率比。类似于比值比，率比大于 1 表明该暴露因素与疾病的发病有关联，且该暴露因素是这种疾病的危险因素；率比小于 1 表明该暴露因素是这种疾病的保护因素；率比等于 1 说明暴露与疾病的发病之间没有关联。率比同样也有置信区间，指的是该率比在所抽样的大人群中的可信程度。置信区间如果包含 1，则证明暴露与疾病的发病在大人群中没有统计学关联。如果置信区间不包含 1 且大于 1，说明暴露与疾病的发病在大人群中有统计学关联，且暴露是疾病的危险因素。如果置信区间不包含 1 且小于 1，说明暴露与疾病的发病在大人群中有统计学关联，且暴露是疾病的保护因素。除了率比，队列研究还经常用到另外一种指标，即归因危险度。归因危险度的计算是用暴露组的疾病发病率减去非暴露组的疾病发病率。如果暴露组和非暴露组除了暴露本身，在其他方面（如社会人口学、生活方式等）没有显著差异，那么刚刚计算的差值就代表了暴露造成的疾病发生。用这个差值除以暴露组的疾病发病率，那么结果代表了归因危险度的百分比。

二、试验性研究

试验性研究，有时候也叫作干预性研究，指的是研究人员指定一定数量的参与对象接受某种暴露的研究。对于评价因果关系而言，试验性研究是最佳的研究设计，因为研究人员有意地将参与对象置于某种暴露中，然后观察发展情况。然而由于研究人员可能将参与对象置身于某种未知的风险或潜在的负面效果中，试验性研究也有一些伦理学方面的问题。因此伦理委员会对这类研究将进行严格审查，如果伦理委员会认为该项目对于参与对象的风险太大，项目就不会得到通过，从而不能执行。即使项目得到了伦理委员会的通过，试验性研究也会接受密切的关注，以保证其安全性。

试验性研究中有部分是临床试验，主要是检验新的治疗方法、疫苗、医疗产品或一些干预的效果。大多数临床试验研究使用随机对照试验（randomized controlled trial）的设计方法。在这种方法中，一部分参与对象被随机地分配到试验组中接受干预，而另一部分参与对象则被随机地分配到对照组。对照组的参与对象可能被安排服用一种安慰剂，如糖丸或生理盐水注射液。对照组的参与对象也可能被安排服用一种有效的药物，如市场上已知的、有效的药物或和干预组的药物一样，只是剂量有所降低。临床试验研究中，大多数是双盲的，即研究人员和参与对象都不知道参与对象的分组情况。这样做的目的是避免参与对象或研究人员有意或潜意识地偏向干预组，从而提高干预效果。

对于随机对照试验结果的测量，研究中最常用的指标是干预的效力（efficacy）。效力指的是干预能够产生预期效果的能力。比如，某项针对新疫苗效果的随机对照试验研究通过比较新疫苗接种组（干预组）和对照组的感染率来评估新疫苗的预防效果。表9-2展示的是某研究的随机对照试验结果。新疫苗接种组（总共100人）中，一段时间后感染了某疾病的有10人，另外90人没有发生疾病感染。对照组，也就是接受安慰剂接种的组（总共100人）中，一段时间后感染了某疾病的有30人，另外70人没有发生疾病感染。那么新疫苗接种组中，疾病的感染率为10/（10+90）= 0.1；对照组中，疾病的感染率为30/（30+70）= 0.3。由此可计算该新疫苗的效力为（0.3-0.1）/0.3 = 0.67，即相较于对照组的安慰剂而言，接种新的疫苗可以减少67%的感染概率。

表9-2 随机对照试验研究结果

	疾病感染（非理想结局）	无疾病感染（理想结局）
新疫苗接种组	10	90
对照组	30	70

大多数的新疫苗、治疗措施和药物等在正式上市前都会经过几轮的测试和评估。第一阶段的评估主要是在小规模的人群中开展安全性试验，主要验证该产品没有明显的安全隐患（如无明显的副作用）。后面的几轮评估则会招募数百甚至数千人进行试验，以进一步保证该产品的安全性及有效性。新的产品在广泛使用之后，仍旧会接受持续性的安全性监测。

三、综合研究

某些研究通过整理已经发表的原始研究的结果来发现问题，这些研究叫作综合研究。通过将许多来自全球不同地区、收集于不同时间点的相似研究的结果进行综合及分析，这些综合研究能够给某个特定的卫生/健康问题提供一种综合的分析与总结。这些研究可以为卫生/健康问题的预测和需求评估提供数据支撑，也可以对探索某些特定疾病的发病危险因素提供新的思路。

1. 相关性研究

相关性研究，有时候也叫作生态学研究（ecological study），研究者使用几个人群中的某个特定的暴露和某个特定的健康结局的数据来观察其趋势。相关性研究的结果通常使用散点图来呈现。散点图中的一个点针对的是一个人群，它的横坐标的值对应的是该人群的暴露值，纵坐标的值对应的是该人群的健康结局的值。描完所有的点后，一条呈现所有点的趋势的线条最后会被加上。

相关系数的值 r（通常情况下报告 r^2），测量的是图中的线条如何准确地预计点的位置。如果 r 靠近 1，表明所有的点几乎全部落在该线条上，也就说明该线条的预测能力很强。相反，如果 r 靠近 0，说明该线条的预测能力很弱或几乎没有预测能力。这种情况下，暴露和健康结局之间几乎没有相关性。如果 r 等于 0.5，说明暴露和健康结局之间有着中等强度的关系。

表示趋势的线条的斜率表示的是暴露和健康结局之间的关系。如图 9-2 所示，r 是正值，表明斜率是正的，也就意味着如果暴露值增加的话，那么对应的健康结局（如疾病）的值也会上升。如果 r 是负值，表明斜率是负的，也就意味着随着暴露值的增加，对应的健康结局的值会下降。

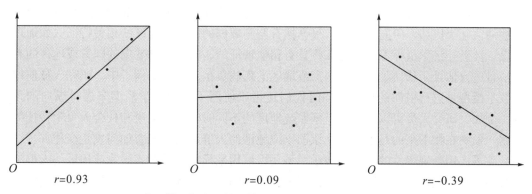

$r=0.93$　　　　　$r=0.09$　　　　　$r=-0.39$

注：横坐标表示暴露值，纵坐标表示健康结局值。

图 9-2　相关性研究的散点图示例

大多数生态学研究旨在关注人群水平的暴露和健康结局的关系，如收入的不平等、文化水平、空气质量和孕产妇死亡率的关系。也就是说，生态学研究不是研究个体水平上的暴露和健康结局之间的关系。因此，使用人群水平数据的生态学研究的结果不能应用到个体中。例如，一项使用了数十个城市数据的生态学研究发现，每 1000 个人使用的体育健身器材的数量与每年的高血压发病率有关系，但该研究结果不能证实使用了体育健身器材的人就一定是那些没有被诊断高血压的人，那些使用了体育健身器材的人也有可能被诊断患有高血压。生态学谬误（ecological fallacy）指的就是这种情况，即人群水平的关联被错误地应用来解释个体水平的风险。当然，即使存在这样的局限性，生态学研究仍然可以用来初步验证某种危险因素导致疾病发生的假设。

2. 系统综述和 Meta 分析

系统综述指的是研究者通过尽可能多地找到关于某个特定问题的研究论文或研究报告，然后根据事先确定的纳入标准来筛选每一篇论文或报告，提取那些通过了纳入标准的论文或报告的信息，并进行比较，最后对该问题的已知和未知的发现进行描述，以综合掌握科研领域对该问题的认知程度。通常情况下，系统综述为了得到相对公平的结论，都会考虑到发表偏移（publication bias）的问题。发表偏移指的是相对于那些发现暴露和疾病之间没有关联的研究，那些发现暴露和疾病有关联的研究更容易发表。

在系统综述中，如果经过纳入标准筛选过的文章使用的研究设计和统计指标等方面都较为相似，那么研究者就可以根据每篇文章的结果创建一个总结性的指标，用来量化总结某个特定的暴露对某种疾病的影响。这样的研究方法叫作 Meta 分析。例如，某项 Meta 分析研究经过纳入标准筛选，选定了 55 篇研究远程医疗（telemedicine）和糖尿病管理之间关系的文章。这 55 篇文章中，研究设计均是随机对照试验，并且最后都报告了远程医疗干预组和对照组（传统干预）在干预前后的糖化血红蛋白值。在对这些数据进行提取和分析后，研究最后发现远程医疗干预对糖尿病的管理优于传统干预。

3. 预测和建模

研究可以使用数学模型来估计某个缺乏有效数据的人群中的某疾病的患病率，研究也可以使用数学模型来预测未来的发病趋势。例如，全球疾病负担研究通常会针对某个想要研究的疾病进行系统综述，当数据不完整时，研究人员可能用数学模型来进行缺失数据的估计。比如，研究人员可以根据拥有监测数据的国家或地区的相关特征（如地理信息、社会经济学指标等）来对那些具有相似特征的、缺失监测数据的国家或地区的有关信息进行估计，从而了解这些国家或地区的疾病负担。在这个例子中，研究人员使用了数学模型来进行横向的估计，同时他们还可以使用不同的数学模型来进行纵向的预测。例如，研究人员可以根据某个国家或地区的不同时间点的健康和社会人口学特征等数据，预测在接下来的几十年中，该国家或地区的人群健康状况会如何发生变化。

除了应用于观察性的研究，数学模型还可以用来模拟如果对该国家或地区的人群施以某种干预或人群出现某种变化，该国家或地区的人群的健康水平在短期和长期会发生何种变化。

第三节　全球健康研究中的其他重要问题

一、全球健康研究涉及的伦理学

卫生和健康研究领域中，所有涉及人或使用到个人可识别信息（identifiable personal information）的研究项目都会受到伦理委员会的监管。伦理委员会主要从以下几个方面来评价一项研究是否能够开展：受益（beneficence）、对参与对象的尊重（respect for persons）及分配公正（distributive justice）。其中，受益指的是该研究应该对参与对象及他们所在的社区有益。它是与不伤害相对应的，不伤害指的是对参与对象及社区没有坏处。由此可见，受益的标准明显更高，研究必须有益才行。对参与对象的尊重则要求所有潜在的参与对象有选择是否自愿参加该项研究的自主权，且为了实现他们的自主选择权，研究人员必须向所有的潜在参与对象提供足够多的信息，以保证他们能够做出知情决定（informed decision）。具体而言，所有的潜在参与对象必须了解该项研究的目的、参与后的潜在益处及风险、研究的过程、参与该项目需要付出的时间、如何中途退出等内容。研究人员向所有潜在参与对象分享有关信息及潜在参与对象同意参加该研究的过程叫作知情同意（informed consent）。需要注意的是，任何一位参与对象都不是迫于压力才选择参与研究的。对参与对象的尊重也要求研究人员将参与对象的安全放在最重要的位置。分配公正的目的是保证承担了参与研究所带来的风险的人群能够获得该项研究所带来的收益。

为了保护研究中的受试人，新的及正在进行的研究项目必须通过独立的伦理委员会的审查和通过，且申请审查的伦理委员会必须是数据收集所在地的伦理委员会。对于那些具有不合理危险性的（unreasonably dangerous）、设计存在较大缺陷的或不必要地针对某个弱势群体的研究，伦理委员会将不予通过。研究在获得通过后，将会接受伦理委员会的持续监控。这个过程中，研究人员如果想要对研究的方案进行修改，必须先取得所对应伦理委员会的通过，此外如果研究进行中发现任何不良事件，研究人员均须向对应的伦理委员会进行报告。这些规则可以帮助研究人员设计和执行高质量的研究计划，也可以保证所有研究参与对象的安全。

二、对研究结果的解释

如果想对某个人群的健康水平进行精准的测量，唯一的方法是收集该人群中的每一个个体的数据。然而对于大样本来说，受限于资金、时间等因素，这几乎是不可能的事情。如前所述，研究人员在这种情况下通常会从要调查的大样本中抽取一定比例的小样本进行调查，然后用小样本的数据来推测大样本的情况，但是这种方法最终可能只得到不太准确的估计值。

之前在讲到比值比的时候，我们提到过置信区间的概念。置信区间可以用来描述小样本的数据估计大样本真实值的不确定性，研究通常用到的置信区间是95%置信区间。

置信区间的大小取决于所抽取的小样本的样本量。如果想要得到一个跨度较小的置信区间，那么抽取的样本量就得适度增大。抽取的样本越多，那么95％置信区间就会越窄，直到逼近18％的真实值。

除了95％置信区间，研究通常还会用到P值，P值是用来描述不确定性的一种统计学指标。它通常在检验结果区别的时候被用到，如用来指明两个人群或多个人群之间的某个指标（如糖尿病发病率）的不同有多大可能真实存在。例如，t检验可能会被用来分析参与某项横断面调查的人群中不同性别人群的平均年龄是否有显著差异，而卡方检验则可能被用来比较某个城市中不同区域的人群中患糖尿病的比例是否有显著差异。首先，研究人员进行假设，如假设不同性别人群之间的平均年龄没有差异，计算出的P值的含义是我们有多大的概率会拒绝这样的假设。如果P值小于0.05，那么就意味着不同性别人群平均年龄没有差异的假设发生的概率小于5％，所以就应该拒绝该假设，认为两组的平均年龄有显著差异。相反，如果P值大于0.05，那么就说明不同性别人群平均年龄之间没有差异的假设发生的概率大于5％，我们不能拒绝该假设，也就是不同性别人群之间没有显著差异。小样本的量越大，那么就越有可能得到一个小的P值，也就越容易发现两组之间的差异（如果真实的情况是确实存在差异）。样本量越大，也就意味着该研究的统计效能越大，探查到两组之间真实存在的差异的可能性也就越大。

一个小的P值（通常情况下小于0.05）意味着统计检验发现组与组之间的差异不太可能比较大。P值小于0.05的结论是结果具有统计学意义，且组与组之间存在显著差异。例如，某个t检验比较某人群中男性组和女性组的平均年龄，得到的P值是0.02，那它就意味着在两个大样本（男性样本和女性样本）的真实平均年龄没有差异的假设下，仅有2％的概率会观察到小样本两组的平均年龄差异较大。由于男性组和女性组的平均年龄有较大差异的概率很小（2％），因此该统计检验的结论是男性组和女性组的平均年龄差异有统计学意义。表9-3呈现了更多的对P值进行解释的例子，以帮助读者理解P值的含义。

表 9-3　对 P 值解释的例子

统计检验目的	P 值	$P < 0.05$	结论
比较男性组和女性组的平均年龄	0.13	否	两组之间的平均年龄差异没有统计学意义
比较某小学一年级、三年级和五年级学生在某项测试中的得分	0.002	是	不同年级的学生在该测试中的得分差异有统计学意义
比较某公司不同部门的职员中运动出行（步行或骑车）的人所占的比例	0.43	否	不同部门的职员中运动出行的人所占的比例差异没有统计学意义
比较两个国家的糖尿病患病率	0.03	是	两个国家中患有糖尿病的人所占的比例差异有统计学意义

资料来源：Jacobsen K H . Introduction to Global Health [M]. 2nd. Burlington：Jones & Bartlett Learning，2013.

对置信区间和 P 值的理解和掌握有助于解释很多统计学结果。如果 P 值小于 0.05，则意味着差异有统计学意义；如果 P 值大于 0.05，则意味着差异没有统计学意义。在进行样本推断总体的时候，置信区间可以提供一个可能的取值范围，样本量越大，那么置信区间的取值范围就越小。某些指标（如比值比和率比）的置信区间围绕在 1 左右；如果置信区间的取值范围不包括 1，那么两组的该指标的差异有统计学意义。

三、评价论文的重要指标

评价一篇论文的好坏有很多标准，表 9-4 列出了好的公共卫生和医学研究论文应该具有的特征。

表 9-4　好的公共卫生和医学研究论文应该具有的特征

该论文经过严格的同行评议，且发表在具有良好声誉的杂志上。
有清晰的研究人群，且参与对象的数量较大。
流行病学研究设计合理（如必要时设立了对照组）。
对重要指标（如暴露、干预和健康结局等）的测量方法有详细描述。
统计检验的结果用较为清晰的方式（如表格或图）呈现出来。
该论文对与之前已发表的论文之间的关系有较为详细的讨论，且引用了足量的论文。
该研究的优点、缺点和偏移等都在讨论部分进行了阐述。
该论文的结论应当是合理的且应该是基于本研究所发现的。
该论文的写作表达清晰，且遵循一定的大纲（通常是介绍/背景、方法、结果、讨论/结论）。
该论文指出本研究通过了有关伦理委员会的审查与监督，且研究的发现没有受到任何潜在的利益冲突（conflict of interest）影响。

资料来源：Jacobsen K H . Introduction to Global Health [M]. 2nd. Burlington：Jones & Bartlett Learning，2013.

除了表中提到的几点之外，还有其他指标可以用以评价论文的好坏。这些指标包括但不限于偏移、效度和信度等。

1. 偏移

偏移指的是研究设计、数据收集或数据分析过程中产生的系统误差，这些系统误差可能造成研究本来打算测量的数据和实际测量出来的结果存在偏差。任何形式的偏移都可能导致研究者对暴露和结局关系的错误估计。常见的偏移之一是选择偏移（selection bias）。选择偏移指的是参与研究的人群不能代表研究本来计划纳入的人群。选择偏移中较为常见的是志愿者偏移。志愿者偏移指的是志愿参与某项研究的人与研究本来打算纳入的人群在很多方面存在较大差异。例如，某研究计划在某地区的老年群体中开展体力活动的干预研究，在对参与对象实施了半年的干预后，得出的结论是干预的效果非常好。但是有可能效果好的原因仅仅是参与干预研究的人群本来就更加注重身体健康。

除了选择偏移，研究可能还存在信息偏移。信息偏移指的是研究收集到的某些信息存在不正确的情况。一种较为常见的是回忆偏移，它指参与对象通过回忆以往发生的情况所提供的信息存在误差。如果某研究旨在调查午休对糖尿病发病的影响，其中午休时间是通过询问调查对象过去一个月甚至更长时间平均每天午休多少时间来测量的。回忆偏移就可能导致研究的最终结论有误。此外，研究中还存在差异化的回忆。例如，某病例对照研究让食道癌的患者努力回忆自己过往可能经历过的、有潜在危害的经历，但是同样纳入研究的对照组的人群可能就不会被要求尽力去回忆那些潜在的危害，由此导致两组的回忆测量存在一定的偏差。

研究者可以通过精细的设计、实施和分析，来减小甚至避免研究偏移。研究论文的讨论部分通常会有一小节来解释本研究可能存在的偏移及其来源。因此，论文的读者可以根据这些来评判这些偏移是否最终会影响到本研究的结论。

2. 效度和信度

除偏移之外，其他可以评价论文好坏的指标还有效度。效度分为内部效度和外部效度。内部效度指的是研究实际测量的指标与其本来打算测量的指标之间的符合程度；而外部效度指的是某研究在样本中测量的指标与想要推断的大人群样本中该指标之间的符合程度，因此外部效度也叫作外推性。内部效度意味着暴露和结局之间的关系是否确立。例如，某研究想要调查吸烟与慢性肝炎的患病关系，研究人员最后发现吸烟导致了慢性肝炎的发生。但是该结论有可能是错误的，因为吸烟的人有可能同时也饮酒，事实上是饮酒导致了调查对象慢性肝炎的发生。外部效度则指的是研究人员有多大的把握将该研究结论推广到其他人群中。比如一项研究发现某地区人群午休能够导致糖尿病的发生，但是由于不同国家和地区之间的人在基因、社会环境和自然环境等多个维度均存在不同，那么该研究的结论就不能被应用到其他国家和地区的人群中。研究者在研究结论的推广应用中应格外小心。一般情况下，全球健康的研究会在讨论的最后部分提到本研究能够或不能够推广的地方，以供读者知晓。

和效度相对应的一个测量指标是信度。信度较好指的是对于同一个调查对象反复几次测量得到的值都是一致的。比如某个人用一台称称体重，如果反复几次测量得到的体重值一致，那么说明该体重秤的信度较好。大多数的全球健康研究论文会在他们的方法部分阐述他们用了哪些测量工具（如问卷或实验室检测等），是如何进行测量的。

研究人员应该仔细检查，确保该研究所使用的测量方式能够准确地测量想要测量的指标。某些研究使用的自我报告的测量指标（比如"您今天吃了多少卡路里的食物？"或"您今天走了多少公里？"）可能不如其他方式收集的信息（比如研究人员可以称量调查对象食用的食物或使用计步器来记录调查对象每天步行的步数等）准确。此外，即使都使用问卷这种形式来测量，如果使用不同类型的问题也可能导致不同的回答。比如，"您今天吸了多少支烟？"与"您通常每天吸多少支烟？"得到的回答可能是不同的。

综上，除了表9-4中提到的因素之外，偏移（如选择偏移或信息偏移）、信度和效度等均是研究人员在开展全球健康研究中需要考虑的问题，同时也是读者在阅读这些论文的时候需要注意的地方。

四、循证的全球健康

临床人员通常会使用循证医学（evidence-based medicine）来指导他们针对患者的

情况，做出最正确的决定。循证医学的目的是使用事实（而非个人经历或思想观念）来引导临床决定。与临床上的循证医学类似，公共卫生领域和全球健康领域也需要循证来引导相关实践。循证的公共卫生或循证的全球健康通过回顾目前已发表的研究来总结并指导今后的公共卫生或全球健康实践与干预。其目的是了解对于其他已经研究过的人群来说，哪些干预是有效的、哪些干预是无效的。因此，研究者可以基于这些证据在不同的国家或地区开展类似的干预研究。同时，研究者也可以从那些没能取得显著效果的干预研究中吸取教训，避免犯同样的错误。理想情况下，循证的全球健康在借鉴前人的基础上，利用最少的资源，创造最佳的效果。

全球健康研究应该不只是创造知识，更为重要的是，它应该能够引导实践。全球健康的研究结果必须能够指导政策、项目的发展及促进卫生服务的提升。其中，全球健康循证研究具有举足轻重的作用。

（周峻民）

【拓展阅读】

全球健康研究与发展观察计划

全球健康研究与发展观察计划是一个全球级的倡议，旨在帮助确定基于公共卫生需求的卫生研究与发展优先事项，其目的主要通过如下活动实现：巩固、监测和分析有关发展中国家卫生研发需求的信息，建立现有的数据收集机制，支持健康研发方面的协调行动。

目前卫生研发投资仍然满足不了全球公共卫生的需求。埃博拉出血热疫情暴露了全球在相关产品和方法的研发上缺乏投资。此外，在抗生素耐药性情况日益泛滥的背景下，抗生素的相关研发投资也成为全球关注的问题。因此，各国政府、决策者、资助者和研究人员需要准确了解目前的情况，以便找出研发差距，尽可能以最佳的方式使用资金和资源。

2013 年 5 月，第 66 届世界卫生大会特别授权在 WHA66.22 号决议中设立该观察计划，其总体目标是"整合、监测和分析有关卫生研究和发展活动的信息……以期有助于查明和确定卫生研究和发展的优先事项，并支持卫生研究和发展方面的协调行动"。

第 69 届世界卫生大会（2016 年 5 月）再次强调了该观察计划的中心作用。在第 WHA69.23 号决议中，委员会还要求设立一个卫生研究与发展专家委员会，委员会主要根据该观察计划提供的资料，确定新投资领域的优先次序。

【参考资料】

[1] Alvarez J L，Gil R，Hernández V，et al. Factors associated with maternal mortality in Sub-Saharan Africa：an ecological study [J]. BMC public health，2009，9（1），462.

[2] Bill and Melinda Gates Foundation. Maternal，newborn & child health [EB/OL]. https：//www.gatesfoundation. org/What－We－Do/Global－Development/Maternal－Newborn－and－Child－Health.

[3] Boulle A, Ford N. Scaling up antiretroviral therapy in developing countries: what are the benefits and challenges [J]. Sex Transm infect, 2007, 83 (7): 503—505.

[4] Buekens P, Keusch G, Belizan J, et al. Evidence—based global health [J]. JAMA, 2004, 291 (21), 2639—2641.

[5] Elgar F J, Craig W, Boyce W, et al. Income inequality and school bullying: multilevel study of adolescents in 37 countries [J]. J Adolesc Health, 2009, 45 (4), 351—359.

[6] Fang S, Zhou J M. Association of daytime napping and diagnosed diabetes in middle — aged premenopausal, middle—aged postmenopausal, and older postmenopausal Chinese women [J]. Am J Health Promot, 2019, 33 (8): 1107—1114.

[7] Guilbert J J. The World Health Report 2006: working together for health [J]. Educ Health (Abingdon), 2006, 19 (3), 385—387.

[8] Hock R S, Or F, Kolappa K, et al. A new resolution for global mental health [J]. Lancet, 2012, 379 (9824), 1367—1368.

[9] Su D J, Zhou J M, Kelley M S, et al. Does telemedicine improve treatment outcomes for diabetes? A meta—analysis of results from 55 randomized controlled trials [J]. Diabetes Res Clin Pract, 2016, 116, 136—148.

[10] Unite For Sight. The importance of global health research [EB/OL]. http://www. uniteforsight. org/global—health—university/research—importance.

[11] World Health Organization. Health for the world's adolescents: a second chance in the second decade: summary: World Health Organization [EB/OL]. https://www. who. int/maternal _ child _ adolescent/documents/second—decade/en/.

第十章　全球公共卫生安全与应急救援

【本章提要】

世界卫生组织将维护"全球公共卫生安全"定义为：旨在尽可能减少危害不同群体健康的紧急公共卫生事件发生的可能性而采取的有预见性和反应性的行动。在全球化的背景下，公共卫生安全形势正面临巨大的挑战。本章就全球公共卫生安全与应急救援进行介绍。

第一节　全球突发公共卫生事件

一、新发传染病

随着科学的进步，越来越多的传染病得到了控制，但是全球也面临越来越多的新发传染病的挑战。新发传染病指的是某个新的病原体导致疾病在人类之间迅速传播，也指某种已有疾病的病原体通过改变其自身结构或特性，从而导致新的传播和流行。最近几十年，随着全球化的影响，很多新发传染病给人类带来巨大挑战。

20世纪60年代，耐甲氧西林金黄色葡萄球菌感染的案例出现了。耐甲氧西林金黄色葡萄球菌感染非常难以治疗，能够导致严重的感染。目前其在医院感染中较为常见，同时也可以通过未消毒灭菌的运动装备或其他日常用品在医院以外进行传播。通常情况下，细菌的耐药是非常棘手的全球健康问题，抗生素使用不当（受感染的人使用了不合适的抗生素或使用的量过少）往往会迅速导致全球的细菌耐药问题。

军团菌病是由军团菌属细菌引起的一种严重的肺炎疾病。它因为1976年在美国费城召开退伍军人大会时暴发流行而得名。病原菌主要来自土壤和污水，由空气传播，自呼吸道侵入身体。在现代的城市配水系统中（如冷气系统、冷却塔、水疗浴池、增湿系统等），细菌可以随着水蒸气进入空气，通过呼吸道吸入，造成肺部感染。

汉坦病毒肺综合征是由辛诺柏病毒及其相关的汉坦病毒感染引起的。它是一类以肺毛细血管渗漏和心血管受累为特征的综合征，也称汉坦病毒心肺综合征。患者在吸入含有老鼠大小便的气溶胶之后，会出现严重的肺部疾病。

人类免疫缺陷病毒主要攻击人体的免疫系统，它大量破坏人体免疫系统中的 $CD4^+$ T 细胞，使人体丧失免疫功能，进而引发全身严重的感染，后期可发展为癌症，该病长期损害人体直至人全身衰竭而死亡。虽然全世界众多医学科研人员付出了数十年巨大的努力，但至今尚未研制出能够根治艾滋病的有效药物，也还没有可用于预防此病的有效疫苗。

霍乱是因摄入的食物或水受到霍乱弧菌污染而引起的一种急性腹泻性传染病。霍乱弧菌存在于水中，最常见的感染原因是食用被患者粪便污染过的水。霍乱弧菌产生的霍乱毒素能够造成分泌性腹泻，导致人体在数小时内腹泻脱水，甚至死亡。霍乱的传染性特别强，能够从某个国家或地区的海岸经海洋传播到另一岸的其他国家或地区，造成大规模的流行。

随着全球化进程的加快，越来越多的传染病从最初的局部流行变成了全球流行。由西尼罗病毒引起的脑炎便是如此。西尼罗病毒主要在蚊子和脊椎动物（通常情况下是鸟，偶尔也会出现在人类或其他动物身上）之间进行传播。西尼罗病毒除引起脑炎之外，在部分被感染的个体中还会出现严重的神经系统症状。该传染性疾病最初一般仅限于埃及、苏丹和乌干达等地，但在20世纪末，美国等西方国家也出现了。

新发传染病的出现是多种因素共同作用的结果，且这些因素之间有着复杂的交互作用。这些因素包括基因或生物层面的因素、物质环境层面的因素、生态学层面的因素、社会政治经济层面的因素。

这些因素主要包括以下几点：

1）微生物的适应与改变。

2）人类对感染的易感性。

3）气候和天气变化。

4）生态系统的演变。

5）经济的发展和土地利用。

6）人类的人口学特征和行为。

7）工业与技术的发展。

8）国际旅游与经贸。

9）公共卫生方法的失效。

10）贫穷与社会不公平。

11）战争与饥荒。

12）政治意愿的缺乏。

13）制造伤害的企图。

由于世界人口的增长（第6点），人类和一些动物将迁徙到以前从未有人开发或居住过的自然环境中（第5点），面对新的微生物、动物和植物。对于环境的改变（第4点），比如砍伐森林、修建大坝、改变湿地，将有可能为传染性疾病的病原体或者宿主创造新的可生长环境。此外，自然灾害（第3点），比如洪水或者干旱，能够改变地形地貌从而在当地引入新的传染性疾病的病原体。受全球化的影响，人类的饮食行为习惯及其他生活方式的改变（第6点）可能会加速这个进程。全球化和城镇化的过程中，来自不同地方、携带不同种系病原体的人接触（第2点），加快了新的传染性疾病病原体的出现。另外，新技术的出现与应用也加速了新发传染性疾病的发生。现代的交通系统（第8点）使得一个受感染的人可以在短短的几小时内从一个地方达到世界的另外一端。医疗卫生领域的革新（第7点）在更好更高效地治病救人的同时也产生了新的危险与易感人群。某些高级的医学治疗方法（比如免疫抑制药）在帮助器官移植病人的同时也让这群人对新发传染性疾病更加易感，从而有可能造成大规模的医院内和医院外流行。抗生素等药物的滥用导致了耐药性的增加（第 1 点），加速了医院感染的流行，也让这些疾病变得越来越难以治疗。其他技术的进步也为传染性疾病的病原体创造了新的环境来成长与扩散。公共卫生的预防方法并非在所有时候都是有效的（第 9 点），比如有时候受限于政治等因素（第 12 点），某些新发传染性疾病在某个时间段某个空间内快速传播，2014 年埃博拉出血热暴发的部分原因便在于此。由战争（第 11 点）和恐怖主义（第 13 点）导致的贫穷等社会问题（第 10 点）造成的传染性疾病更加有可能在这些地区流行与暴发。综上，新发传染性疾病能够快速地在全世界的各个地方发生并且快速地传播到世界的其他地方。也正因为如此，普通概念下的公共卫生与全球卫生之间的区别也变得越来越小了。

二、生物安全

生物恐怖主义指的是人蓄意地释放微生物致病源、有害化学物质或其他的一些物质，引起人类、动物或植物出现疾病甚至死亡。

一项生物武器必须具备以下条件：导致人出现严重的疾病或死亡，目标人群对该病原体易感，当前目标人群无有效的预防或治疗措施。此外，生物武器可能还具有其他的一些特点，比如：它的制造相对容易且能在短时间内大量生产；其制造的成本较低；在环境中的稳定性很好，导致其能在环境中存活较长时间而不变质；其能在较低剂量的情况下造成人群感染，可能是其传播渠道较为简单（如能够通过空气、水、或食物进行传播），或者其传染性很强，可以很容易地在人群中进行传播，或者其导致的疾病的潜伏期合适（要么潜伏期很短，因此能够及时地导致发病；要么潜伏期足够长，也就意味着无症状的阶段长到可以传染更多的人），又或者其导致的疾病往往难以被诊断出来进而导致更大范围的传播及更差的预后。生物恐怖主义者的目的有可能是杀害或严重伤害大量的人群，而更为常见的目的是引起广泛的恐惧、恐慌及社会动乱。

在美国，生物恐怖的病原体被分为三类。

A 类代表的是优先级别高的病原体。这类病原体能够很容易地从某个个体传到另外一个个体或其致死率很高，从而给公众造成严重的威胁。这类病原体包含炭疽杆菌、肉毒杆菌、鼠疫杆菌、天花病毒、土拉弗朗西斯菌和埃博拉病毒等。自然状态下，炭疽病例通常发生在那些与绵羊或其他牲畜接触的人身上。炭疽杆菌通过形成孢子（潜在的细菌），能够在环境中存活数年，然后通过侵袭皮肤造成人的感染。然而在实验室中，炭疽杆菌能够被制作成很细的粉末。这些粉末通过呼吸道进入人体，感染肺部。炭疽病一般情况下不会从一个人传染给外一个人，但是人为制造的炭疽粉末能够被雾化，进而被吸入体内。如果发现得早，炭疽病可以较为容易地通过使用抗生素来治愈，但是病程后期，患者往往病情较重，因而致死率也很高。

B 类病原体通常较为容易传播，致病率较高，且一般能够引起少量的死亡。常见的 B 类病原体引起的疾病有布鲁氏菌病、Q 热病、斑疹伤寒和脑炎等。这个类别中，还包括导致食品安全威胁的病原体（如沙门氏菌、大肠杆菌 O157：H7 和志贺氏杆菌）和导致水安全威胁的病原体（如霍乱弧菌和隐孢子虫）。

C类病原体指的是新发的传染性疾病的病原体，比如汉坦病毒。这类病毒具有潜在的生物安全威胁，部分原因是它们还没有被很好地研究清楚。

除此之外，化学物质也能造成严重的潜在生物安全威胁。化学物质能够损害人体的神经系统和呼吸系统等，因此也被归类为生物安全威胁物质。这类物质包括：精神毒剂（如塔崩、沙林、梭曼和乙基毒气），血液毒剂（如氰化氢和氯化氰），糜烂性毒剂（如路易氏剂、氮芥、硫芥和光气肟），重金属（如砷、铅和汞），挥发性毒剂（如苯、三氯甲烷和三卤甲烷），呼吸系统毒剂（如光气、氯和氯乙烯），失能性毒剂（如毕兹），爆炸性硝基化合物和氧化剂（如硝酸铵与燃料油的混合物），易燃工业气体和液体（如汽油和丙烷），有毒性的工业气体、液体和固体（如氰化物和腈类），腐蚀性工业酸碱（如硝酸和硫酸）及其他有毒化学物质（如农药残留、二噁英、呋喃和多氯联苯）。

对于生物恐怖主义的袭击来说，最好的防御方法便是及早地探明，从而可以让暴发得到控制，使得那些已经暴露了的或处于危险中的人群可以被及时安排接种疫苗、进行暴露后及时处置和接受相关医疗救助。而这需要很强的实验室网络、训练有素的公共卫生人员、医疗卫生人员、应急处置人员的协同及必要疫苗和药品的库存。此外，较强的舆论监测与沟通能力也是很有必要的，这有助于官方对事件的发生发展进行及时的通报，并且提供个人采取防护措施的建议。由于很多生物安全威胁是跨越国境的或存在跨越国境风险的，因此国与国之间对于生物恐怖事件的交流与合作对预防控制和处理这些事件都是必要的。

三、营养与食品安全

随着全球化的发展，越来越多的人的饮食行为发生了改变，食品种类变得丰富的同时，人们的饮食习惯也趋向全球同质化，食品呈现全球市场化趋势。全球食品市场在过去的几十年内实现了快速增长。同时，跨境的食品贸易也给食品安全造成了一定的威胁。

大多数种类的食品涉及食品安全事件，如水果、蔬菜、肉类、鸡蛋、海鲜、牛奶及其制品、烘焙食品和未经巴氏消毒的果汁等。在一些食品安全事件中，致病源往往是各种各样的细菌（如弯曲杆菌、大肠杆菌、李斯特菌、沙门氏菌、志贺氏杆菌等）、寄生虫（如隐孢子虫、贾第鞭毛虫和刚地弓形虫等）和病毒（如诺如病毒、轮状病毒、星状病毒和甲肝病毒等）。此外，化学物质污染可对健康产生潜在损害。近几十年来，人们越来越认识到食品中的污染物对人体的危害。

虽然大多数的食品安全事件是由于地方种植或生产处理的食品所致，但是近来也有大型跨国的食源性疾病暴发的安全事件的报道。联合国组织的专家组成的国际食品法典委员会制定了国际食品安全标准。该标准主要对食品的安全性提供准则，然而由于其对国家或食品生产机构没有实质性的约束力，所以在实践中很难被执行。此外，不同的地方或市场对于食品标签的要求不同，并无统一的标准，而且不同的地方对于添加剂和防腐剂的规定也不同。

全球化对人们的饮食习惯及母乳喂养的态度和行为也产生了深远的影响。饮食的改变包括每餐进食量的增加、零食次数的增加、外出就餐次数的增加、含糖饮料饮用量增加、动物蛋白摄入量的增加、炒菜食用油用量的增加、甜味剂使用次数的增加及主食由全谷物向细粮的转变。而这些饮食和营养的转变是与全球化密不可分的，全球化中的城镇化、新技术推广应用、媒体全球化及国际交通和贸易与饮食改变有密切关系。

四、全球环境变化与健康

一项研究指出，全球疾病负担中的 24% 都可以归因于环境因素。这些环境因素包括水、卫生条件、室内和室外空气污染、噪音、住房安全、化学物质、娱乐环境、水资源管理、土地利用、建成环境、放射物质及职业暴露等。这些疾病负担中的大部分是可以依靠适度的环境干预来预防的。例如，人们可以采取挖粪坑的方式来阻止随地排便，从而降低腹泻的发病率及避免粪便污染水源。此外，传染病媒介控制方法（如使用杀虫剂来减少蚊子的数量及相应的疟疾的发病率）如果使用得当，不会过多地污染环境，还可以预防很多传染性疾病。

基础设施发展（包括建设永久性的建筑、农业耕地改造、垦荒、铺路、安装电网、铺设下水系统、建造大坝、利用化学染料制造石油和其他石油制品、其他基础设施建设活动）为数十亿的人们带来了好处，提高了生活质量。但其中也有部分环境改变可能会导致新的健康问题。例如，修筑大坝和灌溉系统可能有利于蜗牛等动物的栖息，增加人与水的接触，增加昆虫的繁殖和土壤的湿度，进而导致血吸虫、蠕虫等疾病的传播；城镇化带来的环境改变可能导致部分居民缺乏必要的饮用水，较差的卫生条件可能吸引老鼠等动物，也可能更利于蚊子等动物繁殖，进而导致人们易患腹泻、鼠疫、汉坦病毒病、登革热、肺结核等传染性疾病及精神障碍等非传染性疾病；森林砍伐可能导致昆虫更加容易繁殖，增加人类与动物接触的机会，进而导致人们易患昆虫携带的疾病；重新造林则可能通过增加与人类虱蝇的接触及增加户外的暴露而导致莱姆病等疾病；农业集约化可能引起抗生素和杀虫剂的过度使用，进而引起一系列的耐药感染。

大多数人类活动引起的即时反应都仅限于本地，然而目前关于本地环境变化和全球环境变化的界限正变得越来越模糊。例如，某一城市每天的尾气排放引起的空气污染不仅仅损害当地城市的空气质量，也对周边地区的空气造成了影响。又如，在某个国家或地区产生的固体垃圾有可能被运输到其他国家或地区，造成那个国家长期的环境污染，威胁当地人的健康。

综合来看，全球范围内对于自然资源的集约化利用造成的累计效果对全球气候改变显然造成了影响。政府间气候变化专门委员会（Intergovernmental Panel on Climate Change）通过回顾和总结科学界关于气候和天气的数据，确定了全球气候变暖正在发生，且将在接下来的几个世纪继续发生。全球气候变化带来的影响包括土地退化、生活多样化的退化等，这些都给人类的健康造成了严重影响。

尽管对于全球气候变暖的准确原因仍有争论，但是人类应该善待地球。例如，人们应该更多地使用太阳能和风能等清洁能源。在设计和执行一项会改变环境的工程或项目之前，人们应对其可能带来的长期与短期的风险与收益进行充分的考虑与讨论，而不应该仅仅考虑其在经济方面的得失。此外，全球的监测系统应该得到加强，以预测潜在的灾难性事件。在全球化的世界中，每个人都有责任创造并维持一个健康的环境。

第二节 人道主义救援

一、健康与人权

世界卫生组织的章程前言中明确提到了一点："享有可达到的最高健康标准是每个人的基本权利之一。"该项表述要求健康的标准需要得到提高，从而每个人都能享受到基本的医疗服务和精神卫生照料。这里有两个关键的词需要强调：人权和健康标准。

人权是每一个人与生俱来的权利，它应该是全面的（每个人都有）且不可剥夺的。联合国制定的世界人权宣言中，对人权进行了较为详细的界定。例如，其规定每个人都有隐私权、受教育权，以及不受歧视、享受同等尊重的自由。

健康标准指的是政府为其人民设定的健康目标。联合国对于"可达到的最高健康标准"进行了界定：健康权并不意味着一定要健康的权利，也不意味着贫穷的国家政府在没有资源的情况下必须提供昂贵的服务。但它确实要求政府和当局制定政策和行动计划，在尽可能短的时间内为所有人提供可及的医疗保健。确保这一点的实现是人权工作、公共卫生工作面临的挑战。换句话说，没有人能够保证所有人的健康（很多疾病都没有有效的预防和治疗措施），但是政府应该尽力增加预防和医疗服务的可及性，从基本的卫生服务开始，逐渐扩展到更高级的卫生服务。

由此可见，实现人权和达到健康最高标准的目标之一便是增加卫生服务的可及性。

二、卫生可及性

在大多数国家和地区，卫生可及性是一项重要的经济和政治问题。在中国，政府致力于增加医疗保险的覆盖率，来保证基础医疗服务的可及性，同时也在基本医疗服务和预防性卫生保健方面投资了很多资源。

卫生可及性的首要问题是卫生医疗服务是否应该被看作一项基本的社会权利或它是否应该像商品那样可以买卖。

鉴于每个国家或地区都会面临同样的问题，即卫生医疗服务的资源是有限的，那么核心问题便成为多少卫生医疗服务应该是免费的或花费很低的。拥有健康的权利并不意味着每个人对于每一项卫生资源的需求都可以得到满足。因此，难点在于如何优化配置卫生医疗服务，比如决定哪一项手术对于哪部分人是免费的，哪一种药是纳入基本卫生服务目录的，哪些预防性的卫生服务和筛查应该由政府出资支持。在回答这些问题的时候，相关部门与人员应考虑到卫生医疗人员的数量和质量、卫生医疗设施的数量和类型、不同药品和卫生医疗技术的成本效益情况及公民的生命质量现状等。

当前，对于卫生可及性的一致意见是基本卫生医疗服务、必需药品、卫生技术、饮用水和一些其他的基础资源对大众有可及性。

三、灾害与健康

自然灾害和人为导致的灾害均可以引起紧急人道主义危机。在这些自然灾害和人为导致的灾害事件发生后，人们需要：①饮用水供应、卫生消毒等；②食品安全与营养；③临时避难所及一些非食物必需品，如衣服、床上用品、做饭工具等；④必要的卫生医疗服务，以避免传染性疾病、性病、精神疾病和慢性非传染性疾病的流行与暴发。

人道主义救援所需的人员取决于灾害的大小和严重程度。灾害通常分为四类：第一类是危机（crisis），指的是小规模的事件，这些事件的影响仅限于局部，且一般情况下本土的力量就可以解决。比如龙卷风损坏了某个镇上的几个家庭的房屋，那么周围邻里或当地政府便可以帮助受影响的家庭解决危机。第二类是紧急事件（emergency），相较于危机事件，其规模和影响都更大，但是仍旧可以依靠地方的力量来解决。第三类是灾害（disaster），相较于紧急事件，其规模更大、影响更深，地方力量的援助往往不够。第四类是大灾难（catastrophe），相较于灾害，其规模和影响更上一级，地方力量的援助是肯定不够的，需要大量的外部力量的支持。

如前文所述，人人享受健康的权利，任何政府都应该致力于维护这些权利。然而在某些情况下，需要在个人权利和集体权利之间做出平衡。不可克减的权利（the non-derogable rights）指的是那些不能改变、不能取消的权利，比如免于奴役、免受折磨的权利，但是其他的某些个人权利在特殊情况下为了保护集体的权利则有可能暂时受到限制。例如，人们自由行动的权利在当事人患有高危传染性疾病的时候将会受到限制。

四、应急准备与响应

应急响应不仅是针对问题的回应。应急管理总共包含了四个阶段，且是一个循环，这四个阶段是减轻（reduction）、准备（readiness）、响应（response）和恢复（recovery），由于英文的四个单词都以"R"开始，所以其也被称为"4R"。这四个阶段具体分别为：

（1）减轻：意味着使用预防性的方法事先将风险降低，来保护人的生命及财产。比如在某地震活跃地带建造房屋的时候，应该使用相较于普通房屋更加牢固的材料和建造方法。

（2）准备：为可能到来的灾害等提前做好防范。这包括但不限于制订与优化紧急行动计划、建立紧急通信基础设施及训练应急响应的人员。

（3）响应：对即将到来的、正在发生的或刚刚发生的灾害事件等进行响应。它包括提供紧急医疗救助、避难所及其他的重要援助。

（4）恢复：在恢复阶段，应该针对社区的重建提供持续性的援助。

【拓展阅读】

19世纪以来，随着交通工具变革的迅猛发展，传染病的流行与传播变得越来越难以控制。已有的检验检疫法规已经不能适应当时的情况，许多国家和地区为防御传染病的传播相继制定有关检验检疫规章、采取相关检验检疫措施，同时开展多方合作，从地区间的协调，逐渐发展到国家间的合作。1851 年，在巴黎召开的第一次国际卫生会议制定了全球第一个国际间的卫生法规——《国际卫生公约》。随后全球化的加剧，新发传染病的威胁日益严重，《国际卫生公约》逐渐发展，形成了《国际卫生条例》。它是一部具有普遍约束力的国际卫生法，我国是该条例的缔约国之一。条例的目的和范围是"以针对公共卫生风险，同时又避免对国际交通和贸易造成不必要干扰的适当方式，预防、抵御和控制疾病的国际传播，并提供公共卫生应对措施"。

（周峻民）

【参考资料】

［1］Beeching N J, Dance D A, Miller A R, et al. Biological warfare and bioterrorism ［J］. Bmj, 2002, 324 (7333)：336－339.

［2］Economic research service. Import share of consumption ［M］. Washington DC：United States Department of Agriculture, 2012.

［3］Khan A S, Levitt A M, Sage M J. Biological and chemical terrorism：strategic plan for preparedness and response ［M］. The Center, 2000.

［4］Prüss－Üstün A, Corvalán C. How much disease burden can be prevented by environmental interventions? ［J］. Epidemiology, 2007, 18 (1)：167－178.

［5］Rosini M D. Constitution of the World Health Organization ［R］. World Health Organization, 1946, 80 (12)：983－984.

［6］Rotz L D, Khan A S, Lillibridge S R, et al. Public health assessment of potential biological terrorism agents ［J］. Emerging infectious diseases, 2002, 8 (2)：225.

［7］曹闻，周晓蓉，吴少斌，等.《国际卫生条例（2005）》简介与应对原则 ［J］.公共卫生与预防医学，2007, 18 (4)：121－122.

全球健康研究与实践

QUANQIU JIANKANG YANJIU
YU SHIJIAN

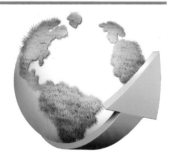

ISBN 978-7-5690-3843-9

9 787569 038439 >

定价:39.00元